FORTSETZUNG AUF DER HINTEREN UMSCHLAGSEITE

Aussehen des Zervixschleims
Einige Beispiele

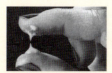
▲ weißlich, cremig

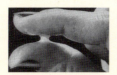
▲ weißlich, trüb

▲ glasig, mit weißlichen Schlieren durchsetzt, wie rohes Eiweiß.

▲ glasig, spinnbar

Selbstuntersuchung des Gebärmutterhalses

Bei der Selbstuntersuchung des Gebärmutterhalses werden seine Festigkeit und Lage und der Öffnungsgrad des Muttermundes beurteilt.

Beobachtung
Einmal täglich:
- Festigkeit: hart (h) oder weich (w)
- Lage: Unterscheidung der Lage (höher oder tiefer)
- Öffnung: Symbole

Symbole:
geschlossen •
teilweise geöffnet ◐
vollständig geöffnet ○

Eintragung und Auswertung

Solange der Gebärmutterhals nach der Menstruation unverändert ist, kann Unfruchtbarkeit angenommen werden, sofern die 5-Tage-Regel oder die Minus-8-Regel nicht bereits Fruchtbarkeit anzeigen. Sobald irgendeine Veränderung des Gebärmutterhalses am Zyklusanfang auftritt, beginnt die fruchtbare Zeit. Die unfruchtbare Zeit nach dem Eisprung beginnt am Abend des dritten Tages mit geschlossenem, hartem Gebärmutterhals in doppelter Kontrolle mit der Temperatur.

Arbeitsgruppe NFP

Natürlich und sicher
Das Praxisbuch

Familienplanung mit Sensiplan

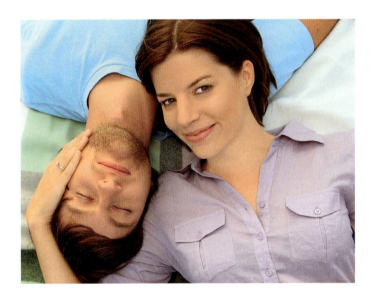

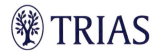

INHALT

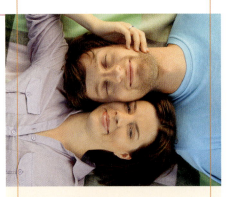

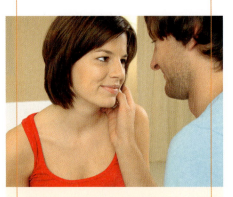

Unser Körper

Wissen Sie ausreichend Bescheid über Ihren Körper, seine Zeichen und die Fruchtbarkeitsvorgänge? Lernen Sie, mit ihm zu kommunizieren und seinen Signalen zu vertrauen. Denn die Anwendung natürlicher Methoden setzt diese Erfahrungen voraus.

Körperzeichen deuten

Die zyklischen Veränderungen von Zervixschleim, Basaltemperatur und weiteren Körperzeichen liefern Ihnen weitreichende Informationen über Ihren Körper und Ihre individuelle Fruchtbarkeit und unterstützen Sie so in Ihrer Familienplanung.

---

6 **Vorwort zur Neuauflage**
7 **Vorwort zur 1. Auflage**
9 **Was ist Natürliche Familienplanung?**
10 Bewusst fruchtbar sein
11 Gesund, partnerschaftlich und sicher
13 Schwanger werden mit Sensiplan
13 Körpersignale besser kennen lernen
14 Ein neuer Weg zu zweit
14 Zur Geschichte der natürlichen Methoden

17 **Unser Körper**
18 **Fruchtbarkeit bei Frauen und Männern**
18 Gemeinsame Fruchtbarkeit
19 Die weiblichen Geschlechtsorgane
21 Die männlichen Geschlechtsorgane
21 Der weibliche Zyklus
25 Der Weg der Spermien im weiblichen Körper
27 Befruchtung, Einnistung und Schwangerschaft
28 **Zyklusformen im Leben einer Frau**
29 Vom Mädchen zur Frau
30 Die variable Eireifungsphase

32 Die stabile Gelbkörperphase
32 Monophasische Zyklen

35 **Körperzeichen beobachten und deuten**
36 **Die Körpersignale**
36 Das Zyklusblatt
38 Die Blutung
39 **Der Zervixschleim**
39 Den Zervixschleim beobachten
40 **Aussehen des Zervixschleims**
44 Eintragung ins Zyklusblatt
45 Der Höhepunkt des Zervixschleimsymptoms
48 **Die Temperatur**
48 Wie wird gemessen?
50 Besonderheiten bei Digitalthermometern
52 Störungen und Besonderheiten
57 **Veränderungen des Gebärmutterhalses**
58 Selbstuntersuchung
60 Eintragung ins Zyklusblatt
61 **Andere Zeichen im Zyklus**
61 Brustsymptom

4

INHALT

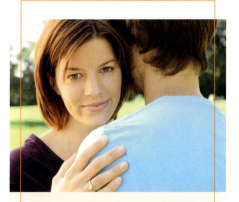

Die Methode – sensiplan®
Sensiplan ist eine symptothermale Methode. Anfang und Ende der fruchtbaren Phase werden durch die Kombination mehrerer Körperzeichen, die sich in doppelter Kontrolle gegenseitig absichern, bestimmt. Das macht Sensiplan so sicher.

SPECIAL

65 **Die Methode – sensiplan®**
66 Wie funktioniert die Methode?
66 **Die unfruchtbare Phase nach dem Eisprung**
66 Wie wird der Temperaturanstieg ausgewertet?
70 Wie wird der Höhepunkt des Zervixschleimsymptoms ausgewertet?
72 Beginn der unfruchtbaren Phase nach dem Eisprung
73 Eintragung im Zyklusblatt
74 **Die unfruchtbare Phase am Zyklusanfang**
74 Die Minus-8-Regel
75 Eintragung im Zyklusblatt
78 Für Einsteiger: Die 5-Tage-Regel
82 Sonderregel: Die Minus-20-Regel
82 Die Auswertung des Gebärmutterhalses

61 Mittelschmerz
62 Zwischenblutung
62 Weitere Zeichen
63 Veränderungen der Libido

65 **Die Methode – sensiplan®**
66 **Wie funktioniert die Methode?**
84 **Die Sicherheit von sensiplan®**
84 Wie wird die Sicherheit einer Familienplanungsmethode bestimmt?
85 Wie sicher ist Sensiplan bei richtiger Anwendung?
85 Welche Faktoren beeinflussen die Sicherheit?
87 **Kinderwunsch**
87 NFP kann helfen, schwanger zu werden
89 Körperzeichen und fruchtbares Fenster
90 Sex: wie oft?
90 **Feststellen einer Schwangerschaft**

93 **Besondere Lebensphasen**
94 **NFP nach hormonellen Verhütungsmethoden**
96 Methodenregeln nach hormonellen Verhütungsmethoden
98 **NFP nach der Geburt und in der Stillzeit**
98 Nichtstillen und Teilstillen
98 Stillzeit
100 Beobachtung der Körperzeichen in der Stillzeit
108 **NFP in den Wechseljahren**
108 Subjektive Anzeichen
110 Objektive Veränderungen der Körperzeichen
113 Methodenregeln in den Wechseljahren
115 **Weiterführende Informationen für Sie**
115 Wie kann man Sensiplan erlernen?
117 Glossar

5

Vorwort zur Neuauflage

Natürliche Familienplanung (NFP) ist en vogue. Weltweit hat es in den letzten Jahren zahlreiche Weiter- und Neuentwicklungen gegeben. Damit einher geht zwangsläufig auch eine gewisse Unübersichtlichkeit bezüglich Qualität, Praktikabilität und vor allem Sicherheit. Da wird es für Arzt wie Anwenderin schwer, die Übersicht zu behalten und die richtige Methode auszuwählen.

Zur Abgrenzung und Unterscheidung zu anderen natürlichen Methoden hat deshalb die in diesem Buch beschriebene Methode der Arbeitsgruppe NFP jetzt einen Namen: sensiplan®. Dieser Name ist nicht nur in Europa, sondern auch in den USA, Kanada und weiteren Ländern geschützt.

Breit angelegte wissenschaftliche Studien unter der Verantwortung von Prof. Günter Freundl (Universität Düsseldorf), die heute an der Universität Heidelberg (Prof. Thomas Strowitzki) fortgeführt werden, belegen die Sicherheit dieser Methode von über 99 %. Damit gehört Sensiplan zu den zuverlässigsten Methoden überhaupt. Und das in den unterschiedlichen Lebenslagen. Dass diese Aussage zur Sicherheit möglich ist, verdankt Sensiplan u.a. den bundesweit tätigen NFP-Beratern und -Beraterinnen und den von ihnen beratenen Frauen und Paaren. Sie haben in den letzten 25 Jahren über 40 000 Zyklusaufzeichnungen dem NFP-Studienzentrum zur Verfügung gestellt.

Durch diese wissenschaftlichen Studien sind unter anderem neue Erkenntnisse zum Zyklusverhalten nach Absetzen von hormonellen Verhütungsmitteln, in der Stillzeit und in den Wechseljahren hinzugekommen und haben das für die Anwendung von Sensiplan notwendige Wissen um wichtige und alltagsrelevante Details ergänzt. In den letzten Jahren haben sich auch die Möglichkeiten für den Einsatz von NFP bei Kinderwunsch erweitert. Nicht wenige Ärzte nutzen heute erfolgreich die Selbstbeobachtung der Fruchtbarkeit im Sinne eines Zyklus-Monitoring zur Unterstützung der Paare in der Kinderwunschsprechstunde.

Dieses Buch greift die erworbenen Erkenntnisse rund um die Natürliche Familienplanung auf und stellt sie interessierten Frauen und Paaren zur Verfügung. Unser besonderer Dank gilt dem bewährten Autorenteam, den Ärzten Dr. Siegfried Baur, Dr. Petra Frank-Herrmann, Dr. Elisabeth Raith-Paula und Dr. Ursula Sottong, die das medizinische Hintergrundwissen und die zugrunde liegende Methodik allgemeinverständlich aufbereitet haben und so die Möglichkeit eröffnen, Sensiplan sicher anzuwenden.

Der Herausgeber:
Malteser Arbeitsgruppe NFP

Köln, im Frühjahr 2011

Vorwort zur 1. Auflage

Dieses Buch will über die Natürliche Familienplanung (NFP) informieren. Für viele Paare ist die NFP eine Methode der Empfängnisregelung, die manche Probleme besser löst als die anderen uns bekannten Methoden.

Das Bundesministerium für Jugend, Familie, Frauen und Gesundheit fördert ein Modellprojekt mit dem Ziel, die natürlichen Methoden der Empfängnisregelung wissenschaftlich zu überprüfen und Materialien für ihre Vermittlung zu erstellen. Die Ergebnisse dieser Untersuchung werden in etwa einem Jahr vorliegen.

Autoren dieses Buches sind die Ärztinnen Dr. Petra Frank, Dr. Elisabeth Raith-Paula, Jutta Sadlik und Dr. Ursula Sottong, sowie die Pädagogen Astrid Both, Brigitte Hrabé-Lorenz, Günter Lorenz und Dipl.-Psych. Notker Klann. Die Redaktion hatte Astrid Both.

Die sachliche Richtigkeit der dargestellten Inhalte wird von folgenden Fachleuten gewährleistet:

Dr. med. Siegfried Baur,
Oberarzt der Ersten Universitäts-frauenklinik München

Professor Dr. med. Gerhard Döring,
Gynäkologe,
Universität München

Professor Dr. Xaver Fiederle,
Pädagogische Hochschule Freiburg
(Spezialgebiet: Didaktik/Methodik)

Professor Dr. med. Günter Freundl,
Chefarzt der gynäkologischen Abteilung des Städtischen Krankenhauses Düsseldorf-Benrath

Priv. Doz. Dr. Kurt Hahlweg,
Diplom-Psychologe, Max-Planck-Institut für Psychiatrie München (Spezialgebiet: Partnerschaftsforschung)

Die Verfasser und der Herausgeber wurden durch die grafische Beratung und Mitarbeit von Heidi Anzenhofer, Dipl.-Designer (FH), Hans Heitmann, Dipl.-Designer (FH), und Ludger Elfgen unterstützt.

Einen besonderen Dank verdienen nachfolgende Mediziner: Dr. Anna Flynn, Dr. Claude Lanctôt und Dr. Josef Rötzer. Sie haben ihre fachlichen Ratschläge und ihre langjährige Erfahrung auf dem Gebiet der NFP den Autoren zur Verfügung gestellt.

Ein weiterer Dank gilt: Ulrike Ballhausen, Augustinus Henckel-Donnersmarck, Manfred Herold, Franz Herzog, Vinzenz Platz, Ludwig Schöller und Anton Schütz für die Unterstützung der Arbeit.

Ganz besonders soll den Multiplikatoren für die Natürliche Familienplanung

VORWORT

(NFP-Berater) gedankt werden, ohne deren Mitarbeit die Erarbeitung und wiederholte Neufassung der Manuskripte nicht möglich gewesen wäre, sowie Brigitte Aßhauer, Silvia Heil und Felicitas Weich, die in bewundernswerter Geduld alle Manuskripte bis zur Fertigstellung dieses Buches geschrieben haben.

Es bleibt die Hoffnung, dass dieses Buch ein Beitrag ist, den Wissensstand um die natürlichen Methoden der Empfängnisregelung zu verbessern und dass es interessierten Personen einen Anstoß gibt, sich mehr mit dieser Form der Familienplanung auseinanderzusetzen.

Die Verfasser   Bonn, im Februar 1987

Was ist Natürliche Familienplanung?

In den letzten 30 Jahren hat sich auch die klassische Medizin für viele natürliche und alternative Heilverfahren geöffnet und ihre Angebotspalette dem neu erwachten Gesundheitsbewusstsein in der Bevölkerung angepasst. Dabei stehen neben dem Vertrauen auf die heilenden Kräfte der Natur vor allem die intensive Wahrnehmung von Körpersignalen und das Hinhören auf den eigenen Körper stärker im Vordergrund.

Vor allem Frauen sind an den alternativen Angeboten interessiert. Das mag daran liegen, dass sie durch das Erleben der natürlicherweise vorgegebenen zyklischen Vorgänge, durch Monatsblutung, Schwangerschaft und Geburt immer wieder neu auf ihren Körper verwiesen werden und daher nach Wegen suchen, im Einklang mit sich selbst und ihrem Körper zu leben. Doch nach und nach öffnen sich auch Männer diesem neuen Verständnis von einem anderen Umgang mit den eigenen, natürlichen Ressourcen und wollen mehr über die verschiedenen Möglichkeiten erfahren.

Da ist es nur verständlich, dass immer mehr Frauen und Männer nach einer Empfängnisregelung suchen, die gesund, sicher und natürlich ist und die es ihnen ermöglicht, ihre Fruchtbarkeit bewusst zu gestalten. Das betrifft sowohl die Möglichkeit, eine Schwangerschaft sicher zu vermeiden als auch den eigenen Kinderwunsch zu realisieren. Hinzu kommt, dass sich langsam aber stetig die Erkenntnis durchsetzt, dass Gleichberechtigung nicht erst bei der Bewältigung von Alltagsaufgaben anfängt, sondern sich bereits in der Gestaltung von Sexualität und Partnerschaft entscheidet. Hier eröffnet die Natürliche Familienplanung ein Feld, das es Frauen und Männern ermöglicht, ihre Fruchtbarkeit zu verstehen, bewusst zu gestalten und vor allem gemeinsam zu verantworten.

Die Beschäftigung mit der Natürlichen Familienplanung führt wie selbstverständlich zu fundierten Kenntnissen der biologischen Strukturen und physiologischen Vorgänge im menschlichen Körper, zu einem tieferen Verständnis für die verschiedenen Einflüsse und Störmöglichkeiten und zu der notwendigen Offenheit, um der Natur den ihr nötigen Raum zu geben und sie durch die eigene Lebensweise nachhaltig zu unterstützen. Vielleicht ist es gerade diese Mischung aus Teilhabe an der Natur und Wissenszuwachs, gepaart mit der Möglichkeit, mehr über die eigene Fruchtbarkeit konkret und am eigenen Körper zu erfahren, die auch bei Ihnen das Interesse an der Natürlichen Familienplanung geweckt hat.

WISSEN

Natürliche Familienplanung

- öffnet Augen, Ohren und alle Sinne für den eigenen Körper und macht Frauen mit der leisen Sprache ihres Körpers vertraut.
- ermöglicht ein besseres Verständnis des eigenen Zyklus und gibt hilfreiche Zusatzinformationen bei Zyklusstörungen. Dadurch werden Fehlinformationen korrigiert und vermeintliche Krankheitsaspekte relativiert.
- eröffnet ein neues Bewusstsein für Fruchtbarkeit ("Fertility Awareness") und verbindet wie selbstverständlich das Erleben von Fruchtbarkeit mit den unterschiedlichen Lebenssituationen. Das macht die NFP auch für junge Mädchen und Frauen, die nicht in einer Partnerschaft leben, interessant.
- hilft Frauen und Paaren, ihren Kinderwunsch zu verwirklichen: durch die Beobachtung der Fruchtbarkeitszeichen wird die hochfruchtbare Phase erkannt.
- gibt hilfreiche diagnostische Hinweise, wenn der Kinderwunsch sich nicht sofort realisieren lässt.
- ermöglicht das sichere Vermeiden einer Schwangerschaft.

Vielleicht ist es aber auch dieser „Mehr-Wert", den Sie mit den für die Anwendung notwendigen Fähigkeiten erwerben, der Sie für Sensiplan als die Natürliche Familienplanung begeistert.

Sensiplan. Sensiplan ist mehr als eine sichere Methode der Empfängnisregelung. Es ermöglicht eine intensivere Körperwahrnehmung, erschließt den Zugang zur eigenen Fruchtbarkeit, verhilft zu einem besseren Zyklusverständnis, ist frei von gesundheitlichen Nebenwirkungen und unterstützt den Kinderwunsch. Sensiplan ist eine Familienplanungsmethode, die den partnerschaftlichen Aspekt betont und in allen Lebensphasen und Alltagssituationen anwendbar ist.

Bewusst fruchtbar sein

Sensiplan ist eine Methode, die auf der Beobachtung von körperlichen Veränderungen im Laufe des Zyklus aufbaut und die es Ihnen so ermöglicht, die fruchtbaren und unfruchtbaren Tage im Zyklus zu bestimmen. So können Sie feststellen, wann Verkehr zu einer Schwangerschaft führen kann und wann nicht, und sich entsprechend verhalten.

Die wichtigsten Körperzeichen, auf die sich die in diesem Buch dargestellte Methode stützt, sind die Veränderungen des Zervixschleims (sympto-) und die Veränderung der Körpertemperatur (-thermal). Deshalb wird sie auch symptothermale Methode genannt.

Für viele Frauen, die mit der Beobachtung ihrer zyklisch auftretenden körperlichen Veränderungen beginnen, erscheint es zunächst kaum vorstellbar, dass sie wirklich fähig sein sollen, ihre eigene Fruchtbarkeit anhand von Körperzeichen präzise zu bestimmen, sozusagen ihre Körpersprache zu erlernen. Doch warum eigentlich nicht?

Viele Körpersignale wie Hunger, Durst, Müdigkeit nehmen wir tagtäglich wie selbstverständlich wahr. Wegen ihrer Lebensnotwendigkeit sind sie von solcher Intensität, dass sie von uns nicht unbemerkt bleiben können und förmlich eine entsprechende Reaktion erfordern. Andere Signale sind uns nicht so ohne weiteres bewusst, wenn wir nicht gelernt haben, auf sie zu achten. So z. B. die regelmäßig wiederkehrenden Veränderungen im Körper der Frau. Da sich diese Signale nur sehr leise melden, werden sie von vielen Frauen weder registriert noch in ihrer Bedeutung mit der Fruchtbarkeit in Zusammenhang gebracht.

Das Vertrautwerden mit den zyklischen Abläufen durch die NFP erschließt den Frauen dann viele körperliche und seelische Veränderungen, die mit dem Zyklus und der Fruchtbarkeit im Zusammenhang stehen. Sie lernen, sie besser zu verstehen und bewusst wahrzunehmen.

Gesund, partnerschaftlich und sicher

Untersuchungen zu den Gründen für die Wahl einer Familienplanungsmethode zeigen, dass in der Regel vor allem folgende Faktoren von Bedeutung sind: Sicherheit, Nebenwirkungsfreiheit und Partnerschaftlichkeit. Trotz der Methodenvielfalt ist etwa jede dritte Frau mit ihrer momentanen Familienplanungsmethode mehr oder weniger unzufrieden. Dafür gibt es eine Reihe von Gründen. Hierzu zählen unter anderem Angst vor erwarteten und tatsächlichen Nebenwirkungen, zu umständliche Anwendung, Gefühlsbeeinträchtigung und mangelnde Partnerschaftlichkeit.

Das heißt, dass die Entscheidung für eine bestimmte Form der Familienplanung eben mehr ist als eine „reine" Methodenwahl. Jede Frau und jeder Mann setzt dabei ihre bzw. seine eigenen Akzente, zunächst für sich und dann gemeinsam als Paar.

Gesundheit. Gesundheit ist ein hohes Gut. Niemand möchte seinem Körper unnötig schaden oder ihn vermeidbaren Belastungen aussetzen. Das reicht von medizinischen Untersuchungs- und Behandlungsmethoden über Baustoffe mit Unbedenklichkeitsprüfung bis hin zu man-

WAS IST NATÜRLICHE FAMILIENPLANUNG?

gelnder Bewegung und Ernährung. Die Forderung nach Nebenwirkungsfreiheit und Naturbelassenheit ist in aller Munde. Da ist Sensiplan eine echte Alternative im Bereich der Empfängnisregelung, die garantiert gesund und nebenwirkungsfrei ist.

Partnerschaft. Familienplanung ist bis heute noch überwiegend Frauensache. Es gibt kaum ein Paar, bei dem der Mann allein verantwortlich ist für diesen Bereich. Gerade jüngere Frauen erwarten hier von ihren Partnern ein stärkeres Engagement und fordern mehr Verantwortung ein. Gemeinsame Fruchtbarkeit kann nicht allein, sondern immer nur zu zweit gestaltet werden. Da liefert die Natürliche Familienpla-

nung das notwendige Know-how und die richtigen Argumente. Ein weiteres Plus für Sensiplan.

Sicherheit. Was nützt der größte Aufwand, wenn am Ende das Ergebnis nicht stimmt. Daher ist eine der wesentlichen Forderungen an jede Familienplanungsmethode eine größtmögliche Sicherheit. Die Natürliche Familienplanungsmethode Sensiplan, die in diesem Buch dargestellt wird, ist in den letzten 30 Jahren eingehend wissenschaftlich untersucht worden. Dabei hat sich gezeigt, dass Sensiplan zu den sichersten Familienplanungsmethoden gehört, vorausgesetzt, sie wird richtig erlernt und konsequent angewandt – Noch ein Plus.

WISSEN

Beratung und Unterstützung

In diesem Buch werden die Grundlagen der Methode zwar ausreichend dargelegt, aber vielleicht genügt Ihnen das allein nicht. Wenn Sie gerne von jemandem in Sensiplan eingeführt werden und sich persönlich beraten lassen möchten, der eine entsprechende Ausbildung durchlaufen hat, dann wenden Sie sich an

Dort finden Sie die Adressen von ausgebildeten NFP-Beraterinnen und -Beratern in Ihrer Nähe, Literaturtipps, aktuelle Informationen rund um die Natürliche Familieplanung, Kurstermine und Zyklusblätter für Ihre eigenen Aufzeichnungen zum Herunterladen. Grundlage der Kurse ist dieses Praxisbuch und das dazugehörige Arbeitsheft „Natürlich und sicher".

Malteser Arbeitsgruppe NFP
Kalker Hauptstraße 22–24 · 51103 Köln
Telefon: 02 21/98 22-5 91 · Fax: -5 89
E-Mail: nfp@malteser.de
www.nfp-online.de

Was ist Natürliche Familienplanung?

Schwanger werden mit Sensiplan

Sensiplan unterstützt Frauen mit Kinderwunsch. In den letzten Jahren hat die Kinderwunschberatung innerhalb der Medizin zunehmend an Bedeutung gewonnen. Nicht nur das richtige Timing, sondern auch die Sorge um einen intakten normalen Zyklus und die Chancen für eine baldige Schwangerschaft gehören dabei zu den Fragen, die in der Sprechstunde besprochen werden.

Hier hat zwischenzeitlich auch die Natürliche Familienplanung ihren Platz gefunden, fördert sie doch das notwendige Fruchtbarkeitsbewusstsein, vermittelt die entsprechenden Kenntnisse über die biologischen Gegebenheiten bei der Entstehung einer Schwangerschaft und bietet die Chance, eine Schwangerschaft gezielt anzustreben (siehe S. 87).

Damit ist Sensiplan nicht nur eine Methode, die Frauen hilft, bewusst Schwangerschaften zu vermeiden, sondern auch, den – manchmal lange gehegten – Kinderwunsch zu erfüllen.

Körpersignale besser kennen lernen

Voraussetzung für die sichere Anwendung der Natürlichen Familienplanung ist nicht nur ein angemessenes Wissen um die biologischen Gegebenheiten und die natürlichen Abläufe im Körper von Mann und Frau, sondern auch eine Lernphase, um in der Selbstbeobachtung und Auswertung der Körpersignale sicher zu werden.

Durch unsere moderne Umwelt sind wir heute nicht mehr gewohnt, unseren Körper bewusst wahrzunehmen. Nehmen Sie sich deshalb Zeit, um sich mit der Methode und der persönlichen Körperbeobachtung vertraut zu machen und Ihren Körper in seinen vielfältigen Äußerungen besser zu verstehen. Lassen Sie sich auf die unterschiedlichen Erfahrungen ein und vertrauen Sie Ihrem Gefühl. Und vor allem: trauen Sie sich nachzufragen, wenn Sie Probleme oder Verständnisschwierigkeiten haben.

Ein neuer Weg zu zweit

Mit dem Einstieg in die Natürliche Familienplanung und dem Erleben der eigenen Fruchtbarkeit öffnen sich für viele Frauen, aber auch Männer neue Erfahrungs- und Erlebnisräume. Plötzlich werden Beobachtungen und Körperberührungen notwendig, die neu und manchmal auch ungewohnt sind. Die eigene Fruchtbarkeit wird – vielleicht zum ersten Mal – bewusst erlebt, Gespräche über „wollen wir, können wir?" werden notwendig und bestimmen den Alltag mit. Das kann für manche Paare zu einer Herausforderung werden. Denn die natürlichen Methoden orientieren sich nicht an den jeweiligen Wünschen der Partner, sondern unterliegen den gegebenen natürlichen Gesetzmäßigkeiten der Fruchtbarkeit.

Wie die fruchtbare Zeit dann gestaltet wird, ist unterschiedlich und vielfältig. Jedes Paar wird seinen eigenen Weg suchen und finden. Nicht selten kommt es zu einer Akzentverschiebung im Zusammenleben und in der gelebten Sexualität. Der Wunsch, sich Gutes zu tun und Nähe zu erleben, lässt beide Partner im Miteinander erfinderisch werden. Gerade die Palette der körperlichen Zärtlichkeit kann erweitert und intensiver erfahrbar werden.

Zur Geschichte der natürlichen Methoden

Die Vorstellungen über die zyklische Fruchtbarkeit der Frau sind schon sehr alt. Erste Aufzeichnungen finden sich bereits bei den berühmten Philosophen der Antike und im jüdischen Schriftgut.

Kalendermethode. Die ersten wissenschaftlichen Erkenntnisse über die fruchtbare Zeit gehen auf die Gynäkologen Ogino (Japan) und Knaus (Österreich) zurück, die in den 30er-Jahren des 20. Jahrhunderts unabhängig voneinander herausfanden, dass der Eisprung 12 bis 16 Tage vor der nächsten Regelblutung stattfindet. Die von ihnen aufgestellten Regeln bestimmten die unfruchtbaren Tage aufgrund vorausgegangener Zykluslängen (Kalendermethode). Diese Methode ist jedoch so unzuverlässig, dass sie heute nicht mehr empfohlen wird.

Temperaturmethode. Die wesentlich zuverlässigere Temperaturmethode beruht auf den Veränderungen der Körpertemperatur im Zyklus der Frau. Zusammenhänge zwischen Temperatur und Eisprung wurden erstmals von dem Holländer van de Velde vermutet. Der erste, der empfahl, diese Veränderungen für die Familienplanung zu nutzen, war um 1935 der deutsche Pfarrer Wilhelm Hillebrand. 1954 veröffentlichte der deutsche Gynäkologe Gerhard Döring

WAS IST NATÜRLICHE FAMILIENPLANUNG?

einen kurzen, allgemein verständlichen Leitfaden zur Temperaturmethode und machte sie damit weiten Kreisen bekannt.

Ovulationsmethode. Die Ovulations- oder Zervixschleimmethode, die der australische Neurologe John Billings um 1960 entwickelte, basiert auf der alleinigen Selbstbeobachtung des Zervixschleims. Sie gilt für unsere heutigen Sicherheitsansprüche als zu unzuverlässig. Deshalb wird auch von ihrer alleinigen Anwendung abgeraten.

Symptothermale Methode. Die symptothermale Methode verbindet die Beobachtungen von Körpertemperatur und Zervixschleim. Sie wurde erstmals 1965 von dem österreichischen Arzt Josef Rötzer veröffentlicht. 1981 wurde in Deutschland die Arbeitsgruppe NFP gegründet. Diese hat in einem vom Bundesfamilienministerium geförderten Modellprojekt in den Jahren 1984 bis 1991 die Grundlagen für die heute in Deutschland angebotene und in diesem Buch dargestellte symptothermale Methode Sensiplan erarbeitet. In die Methode der Arbeitsgruppe NFP fließen Bestandteile anderer natürlicher Methoden ein, die mit Namen von NFP-Pionieren wie Döring, Rötzer, Billings, Thyma und Flynn verbunden sind. Die medizinische wie die pädagogisch-psychologische Begleitung des Modellprojekts wurde durch eine interdisziplinäre wissenschaftliche Arbeitsgruppe abgesichert, der verschiedene Universitäten, schwerpunktmäßig die Universität Düsseldorf, angegliedert waren.

Heutige Situation

Die Arbeitsgruppe NFP verfügt heute über ein bundesweites Netz von NFP Beratern und Beraterinnen und hat ihren Sitz bei den Maltesern in Köln (siehe S. 12). Die wissenschaftliche Begleitforschung wird heute an der Universität Heidelberg unter Leitung von Prof. Thomas Strowitzki in Zusammenarbeit mit der Sektion Natürliche Fertilität der Dt. Gesellschaft für Gynäkologische Endokrinologie und Fertilitätsmedizin gewährleistet.

Zahlreiche Publikationen in gynäkologischen Zeitschriften gerade in neuerer Zeit haben dazu beigetragen, das Wissen um die Methode der Arbeitsgruppe NFP verstärkt in den Praxen der Frauenärzte zu etablieren.

Sensiplan. Da es weltweit in den letzten Jahren im Bereich der natürlichen Methoden zahlreiche Weiter- und Neuentwicklungen gegeben hat, die zu einer gewissen Unübersichtlichkeit bezüglich Qualität, Praktikabilität und vor allem der Sicherheit geführt haben, trägt die NFP Methode der Arbeitsgruppe NFP seit Herbst 2010 den Namen Sensiplan. Dieser Name ist nicht nur in Europa, sondern auch in den USA, Kanada und weiteren Ländern geschützt. Er soll dazu beitragen, innerhalb der Angebotsvielfalt – vor allem auch bei wissenschaftlichen Publikationen über die von der Arbeitsgruppe NFP entwickelte und angebotene natürliche Methode – für eine eindeutige Zuordnung der Ergebnisse und Informationen zu sorgen.

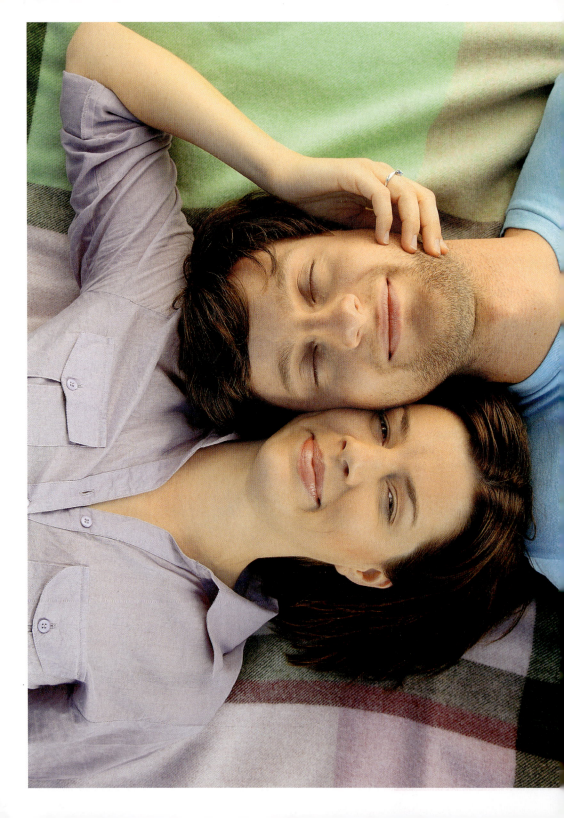

Unser Körper

Die Anwendung natürlicher Methoden setzt voraus, dass wir ein Gefühl für unseren Körper und seine Zeichen entwickeln, und lernen, mit ihm zu kommunizieren und seinen Äußerungen zu vertrauen. Damit das gelingen kann, braucht es ein gewisses Grundverständnis für die Fruchtbarkeitsvorgänge in unserem Körper und das Wissen um die beteiligten Organe und Hormonsysteme.

UNSER KÖRPER

Fruchtbarkeit bei Frauen und Männern

In jedem Zyklus reift im weiblichen Körper eine befruchtungsfähige Eizelle heran und wird vom Eierstock freigegeben. Diese Eizelle ist höchstens 12 bis 18 Stunden befruchtungsfähig. Trifft sie in dieser Zeit auf kein befruchtungsfähiges Spermium (Samenzelle), geht sie zugrunde. Die Spermien des Mannes können unter optimalen Bedingungen und bei Vorliegen von Zervixschleim bis zu fünf Tage befruchtungsfähig im Körper der Frau überleben und auf den Eisprung warten.

Für die Anwendung der Natürlichen Familienplanung ist es zunächst wichtig, die mit der Fruchtbarkeit zusammenhängenden Abläufe im eigenen Körper zu verstehen und zu wissen, was im Körper von Mann und Frau geschieht.
Das Zusammentreffen von Eizelle und Spermium und eine Befruchtung sind nur an bestimmten Tagen im Zyklus einer Frau, nämlich an den so genannten fruchtbaren Tagen, möglich. Ein gesunder junger Mann produziert in seinen Hoden täglich bis zu 100 Millionen Spermien, während die Eierstöcke der Frau nur einmal im Zyklus eine Eizelle freigeben.

Gemeinsame Fruchtbarkeit

Während die Spermien bei guten Bedingungen drei bis fünf Tage im Körper der Frau überleben können, ist die Eizelle nach dem Eisprung höchstens 12 bis 18 Stunden befruchtungsfähig. Das heißt, wenn sie in dieser Zeit nicht mit einem Spermium zusammentrifft, geht sie zugrunde.

Die Befruchtung selbst erfolgt also am Tag des Eisprungs, der dafür verantwortliche Verkehr kann allerdings schon Tage vorher stattfinden, da die Spermien unter bestimmten Voraussetzungen auf den Eisprung warten können.

Bereits Tage vor dem Eisprung setzen im Körper der Frau Veränderungen ein, die es den Spermien ermöglichen, dort einige Tage zu überleben. Um diese Veränderungen besser verstehen zu können, ist es notwendig, sich als Erstes von den weiblichen und männlichen Geschlechtsorganen ein Bild zu machen.

Die weiblichen Geschlechtsorgane

Die inneren Geschlechtsorgane der Frau bestehen aus der Gebärmutter, den beiden Eileitern und den Eierstöcken. Sie liegen geschützt im kleinen Becken und sind durch die Scheide mit den äußerlich sichtbaren Geschlechtsorganen verbunden (Abb. 1).

▼ Abb. 1. Übersicht über die Lage der inneren Geschlechtsorgane der Frau.

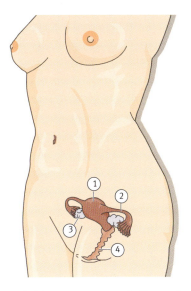

1 Gebärmutter   3 Eierstock
2 Eileiter   4 Scheide

Gebärmutter. Sie ragt mit ihrem unteren Teil, dem Gebärmutterhals (Zervix), zapfenförmig in die Scheide hinein. Das Ende des Gebärmutterhalses zur Scheide hin heißt äußerer Muttermund (Abb. 2, siehe S. 20).

Krypten. Im Gebärmutterhalskanal, der den Gebärmutterhals von der Scheide zur Gebärmutter hin durchzieht, befinden sich Vertiefungen, sog. Krypten, die von Schleimhaut ausgekleidet sind und ein Sekret, den Zervixschleim, bilden, das für das Überleben der Spermien eine wichtige Rolle spielt.

Gebärmutterschleimhaut. Der Gebärmutterkörper selbst ist ein birnenförmiges Gebilde, dessen Wände aus kräftigen Muskelschichten bestehen. Diese Wände sind innen ebenfalls mit einer Schleimhaut (Gebärmutterschleimhaut) ausgekleidet, die in einem monatlichen Rhythmus aufgebaut und mit der Menstruation (Regelblutung) wieder abgestoßen wird. Im Innenraum der Gebärmutter (Gebärmutterhöhle) wächst ein Kind über neun Monate heran.

Eileiter. Von der Gebärmutter zweigen rechts und links die beiden Eileiter ab. Die Enden der Eileiter sind trichterförmig ausgezogen, frei beweglich und legen sich beim Eisprung über den Eierstock, um die frei werdende Eizelle aufzunehmen.

Eierstöcke. Die pflaumenförmigen Eierstöcke sind durch Bänder an beiden Seiten der Beckenwand befestigt. In jedem Eierstock sind bei einem neugeborenen Mädchen bereits alle Eizellen vorhanden, die jemals im Laufe des Lebens heranreifen werden. Jeder Eierstock enthält bei der Geburt ca. 400 000 Eizellen, von denen im Laufe des Lebens insgesamt nur etwa 400 bis 450 zur vollen Reife gelangen. Außerdem werden in den Eierstöcken die weiblichen Geschlechtshormone Östrogen und Progesteron gebildet.

▼ **Abb. 2.** Schnitt durch die weiblichen Geschlechtsorgane.

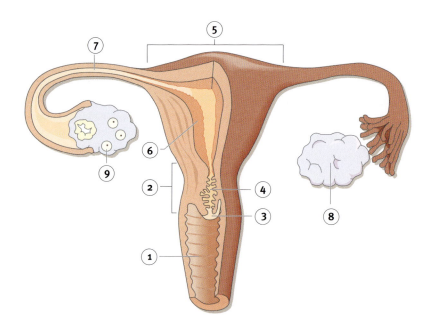

1 Scheide
2 Gebärmutterhals
3 äußerer Muttermund
4 Gebärmutterhalskanal mit Krypten
5 Gebärmutter
6 Gebärmutterschleimhaut
7 Eileiter
8 Eierstock
9 Eibläschen

Die männlichen Geschlechtsorgane

Produktionsanlage für die Spermien sind die männlichen Hoden (Abb. 3). Es dauert ungefähr drei Monate, bis sich aus einer unreifen Geschlechtszelle ein reifes Spermium entwickelt hat. Das einzelne Spermium ist etwa sechs Hundertstelmillimeter lang und besteht aus einem Kopf mit Kappe, einem Mittelstück und einem schnell schlagenden Schwanz. Im Kopf befindet sich der Zellkern mit den Erbinformationen. Die Kappe enthält Enzyme, die den Spermien helfen, die Hülle der Eizelle zu durchdringen. Bei jedem Samenerguss werden bis zu 200 bis 700 Millionen Spermien durch die beiden Samenleiter und die Harnröhre hinausgeschleudert.

▼ **Abb. 3.** Übersicht über die Geschlechtsorgane des Mannes. Eingezeichnet ist der Weg, den die Spermien beim Samenerguss von ihrem Bildungsort im Hoden über die Samenleiter und die Harnröhre nehmen.

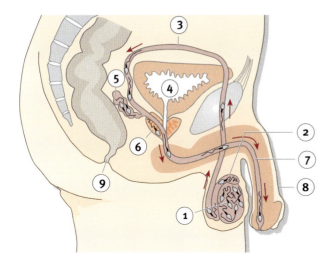

1 Hoden
2 Nebenhoden
3 Samenleiter
4 Harnblase
5 Samenblase
6 Prostata
7 Harnröhre
8 Penis
9 Darmausgang

Der weibliche Zyklus

In jedem neuen Zyklus reift in einem der beiden Eierstöcke eine befruchtungsfähige Eizelle heran. Sie wird beim Eisprung aus dem Eierstock freigegeben und vom Eileiter aufgenommen. Wird die Eizelle nicht befruchtet, kommt es 12 bis 16 Tage nach dem Eisprung zu einer Blutung. Es beginnt eine neue Eireifung.

UNSER KÖRPER

Dieses immer wiederkehrende Geschehen nennt man den Zyklus der Frau. Er wird von übergeordneten Zentren im Gehirn gesteuert. Besonders wichtig sind die Hormone FSH (Follikel-stimulierendes Hormon) und LH (Luteinisierendes Hormon) aus der Hirnanhangdrüse.

Der Zyklus beginnt mit dem ersten Tag der Periodenblutung und endet mit dem letzten Tag vor der nächsten Blutung. Der Zyklusverlauf lässt sich in zwei Phasen einteilen: in eine Phase vor und in eine Phase nach dem Eisprung. Was in jeder Phase geschieht, signalisiert der Körper durch Veränderungen, die eine Frau als „Zeichen der Fruchtbarkeit" selbst beobachten kann (Abb. 4).

Die Phase vor dem Eisprung

Mit Beginn des Zyklus reifen unter dem Einfluss des Steuerhormons FSH mehrere Eibläschen mit den darin liegenden Eizellen heran, wobei nur das am weitesten entwickelte Eibläschen platzt und seine Eizelle freigibt, während die anderen zugrunde gehen.

In der Wand der wachsenden Eibläschen wird ein Hormon gebildet: das Östrogen. Je größer die Eibläschen werden, desto mehr Östrogen wird gebildet und in die Blutbahn abgegeben. Das heißt, je näher der Eisprung rückt, umso höher steigt der Östrogenspiegel im Blut. Dieser über eine längere Zeit stark erhöhte Östrogenspiegel ist das entscheidende Signal für die Hirnanhangdrüse, nun vermehrt LH auszu-

schütten: Das wiederum löst den Eisprung aus.

Die Wirkungen des Östrogens. Das in der Blutbahn kreisende Östrogen zeigt im Wesentlichen zwei Wirkungen auf die Gebärmutter:

- Die Gebärmutterschleimhaut, die bei der vorausgegangenen Periodenblutung abgestoßen wurde, wird wieder neu aufgebaut.
- Je mehr Östrogen die Eibläschen produzieren, desto mehr verändert sich der Zervixschleim. Er verflüssigt sich und nimmt an Menge erheblich zu.

Der Zervixschleim fließt nun an den Scheidenwänden entlang zum Scheideneingang hinunter. Hier kann er von der Frau äußerlich wahrgenommen werden. Er signalisiert ihr, dass im Eierstock ein Eisprung vorbereitet wird.

Die Phase nach dem Eisprung

Nach dem Eisprung fällt das Eibläschen zusammen und wandelt sich in eine Drüse um, die wegen ihrer Farbe Gelbkörper genannt wird. Der Gelbkörper bildet zusätzlich zum Östrogen das Hormon Progesteron.

Die Wirkungen des Progesterons. Das Progesteron hat u. a. folgende Wirkungen:

- Die aufgebaute Gebärmutterschleimhaut wird auf eine mögliche Einnistung der befruchteten Eizelle vorbereitet.
- Der Zervixschleim wird zähflüssig, weniger und dichtet wieder pfropfartig den

FRUCHTBARKEIT BEI FRAUEN UND MÄNNERN

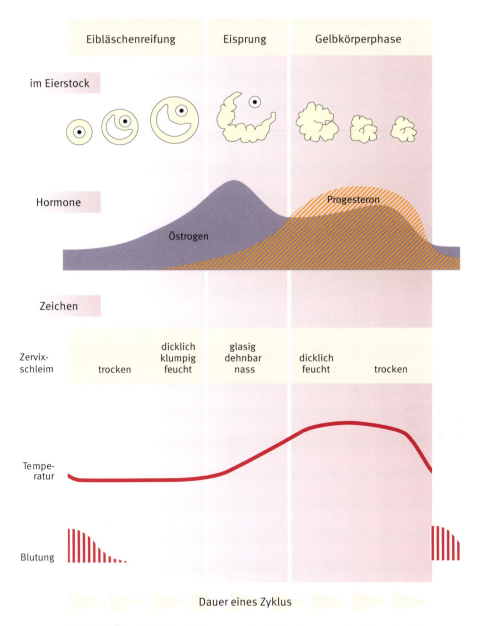

▲ Abb. 4. Übersicht über die hormonellen Veränderungen im Körper der Frau und deren Auswirkungen innerhalb eines Zyklus.

Gebärmutterhalskanal ab. Er rinnt nicht mehr die Scheide hinunter und kann infolgedessen auch am Scheideneingang nicht mehr wahrgenommen werden.
- Die Körpertemperatur steigt um wenige Zehntelgrad Celsius an und bleibt bis zum Ende des Zyklus erhöht (Temperaturhochlage). Die Temperaturhochlage zeigt an, dass nun die fruchtbare Zeit zu Ende ist und bis zum Ende des Zyklus kein Eisprung mehr stattfinden kann.

Wenn keine Befruchtung stattgefunden hat, geht der Gelbkörper 12 bis 16 Tage nach dem Eisprung zugrunde, und die Bildung von Progesteron und Östrogen geht zurück. Das hat zur Folge, dass die Temperatur wieder absinkt (Temperaturtieflage) und die aufgebaute Gebärmutterschleimhaut bei der Menstruationsblutung abgestoßen wird (Abb. 5). Ein neuer Zyklus beginnt …

▼ **Abb. 5.** Temperaturverlauf über zwei Zyklen.

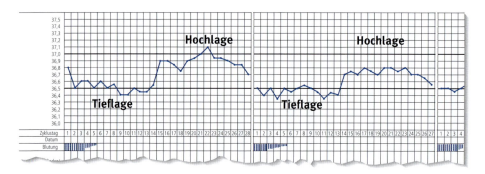

Der Weg der Spermien im weiblichen Körper

Die Spermien, die mit dem Samenerguss in den Körper der Frau gelangen, müssen einen weiten Weg bis zur Eizelle, die zur Befruchtung bereit ist, zurücklegen. Sie durchwandern von der Scheide aus den Gebärmutterhals und die Gebärmutterhöhle, um im äußeren Drittel des Eileiters auf eine Eizelle zu treffen (Abb. 6).

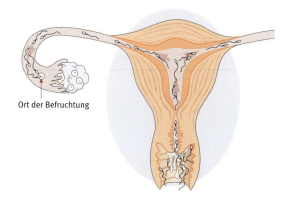

▲ **Abb. 6.** Weg der Spermien

Unfruchtbare Tage. Dieser Weg ist ihnen allerdings an den unfruchtbaren Tagen versperrt (Abb. 7). Der im Gebärmutterhals gebildete Zervixschleim verschließt zu diesem Zeitpunkt als zäher, fester Pfropf den Zugang zur Gebärmutter (a). Deshalb können die Spermien nicht weiterwandern und bleiben in der Scheide (b). Da sie die saure Umgebung dort nicht vertragen, gehen sie innerhalb kurzer Zeit zugrunde.

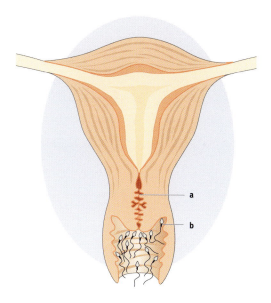

▲ **Abb. 7.** Gebärmutter an den unfruchtbaren Tagen.

Unser Körper

Fruchtbare Tage. In der fruchtbaren Zeit lockert sich der Zervixschleimpfropf dann auf (Abb. 8). Der Zervixschleim wird zunehmend wässriger, flüssiger und nimmt an Menge erheblich zu (a). Er ist reich an Eiweißbestandteilen, Salzen und Zuckern. Jetzt können die Spermien in den Zervixschleim eindringen und finden dort ideale Lebensbedingungen und die nötige Energie für ihre weitere Wanderung.

Nach dem Samenerguss trennen die Spermien noch 15 bis 18 cm von ihrem Ziel. Die schnellsten brauchen für den gesamten Weg weniger als eine halbe Stunde. Ein Teil bleibt zunächst in den Krypten (b) des Gebärmutterhalses. Von dort steigen innerhalb der nächsten drei bis fünf Tage laufend Spermien durch die Gebärmutter zu den Eileitern auf. Diese „Verzögerungstaktik" erhöht die Chance, dass irgendwann ein Spermium tatsächlich auf eine befruchtungsfähige Eizelle trifft.

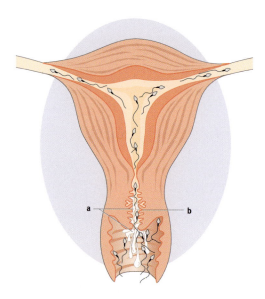

▲ **Abb. 8.** Gebärmutter an den fruchtbaren Tagen.

Befruchtung, Einnistung und Schwangerschaft

Um die Eizelle zu befruchten, muss eine ganze Armee von Spermien tätig werden. Die Eizelle ist nämlich nicht „nackt", sie ist umgeben von einer festen Hülle, die die Spermien auflösen müssen. Bei der anschließenden Befruchtung dringt nur ein einziges Spermium in die Eizelle ein und verschmilzt mit ihr. Danach verschließt sich die Eizelle sofort für weitere Spermien. Ein neues Leben beginnt. Die befruchtete Eizelle beginnt sofort mit der Zellteilung (Abb. 9). Gleichzeitig wird sie mithilfe der Flimmerhärchen, die den Eileiter auskleiden, und durch Muskelbewegungen des Eileiters in Richtung Gebärmutter transportiert. Sie erreicht die Gebärmutter zu einem Zeitpunkt, an dem die Gebärmutterschleimhaut bereits für die Einnistung und Schwangerschaft vorbereitet ist.

Etwa sechs Tage nach der Befruchtung kommt es zur Einnistung in die Gebärmutterwand. In den folgenden neun Monaten wächst das Kind heran.

▶ **Abb. 9.** Entwicklung und Weg der befruchteten Eizelle: a Befruchtung der Eizelle. b–d Wanderung und Zellteilung. e Einnistung.

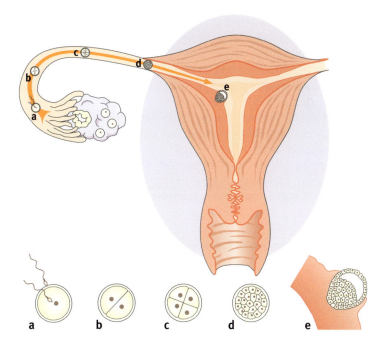

UNSER KÖRPER

Zyklusformen im Leben einer Frau

Über fast vierzig Jahre, von der Pubertät bis in die Wechseljahre, ist der Zyklus mit seinen typischen Erscheinungen und altersabhängigen Veränderungen ein ständiger Begleiter jeder Frau. Er ist Ausdruck ihrer zyklischen Fruchtbarkeit. Anders, als viele immer noch meinen, ist der 28-Tage-Zyklus eher die Ausnahme.

Noch immer ist die Vorstellung weit verbreitet, dass ein normaler Zyklus 28 Tage lang sein muss. Doch „das einzig Regelmäßige am Zyklus ist seine Unregelmäßigkeit", so ein Experte. Bei den meisten Frauen schwanken die Zykluslängen um einige Tage, bei mehr als der Hälfte innerhalb eines Jahres um mehr als sieben Tage. Zykluslängen zwischen 23 und 35 Tagen gelten in der Medizin noch als normal. Aufeinanderfolgende Zyklen, die stets die gleiche Länge haben, sind eher selten. Vielleicht gehören auch Sie zu den Frauen, die glauben, dass ihr Zyklus viel zu unregelmäßig ist, um die Natürliche Familienplanung sicher anwenden zu können. Oder Sie gehören zu jenen anderen, die felsenfest behaupten, sie könnten die Uhr danach stellen, so regelmäßig käme ihre Periode. Beides ist bei näherem Hinsehen nicht ganz richtig. Denn der Mensch ist kein Uhrwerk – Individualität und Sensibilität beeinflussen unsere biologischen Funktionen. Deshalb hat auch jede Frau ihren eigenen Zyklus, der sich im Laufe des gesamten Frauenlebens durch Pubertät, Kinderwunsch, Schwangerschaft, Stillzeit und Wechseljahre immer wieder verändert. Auch das Leben selbst mit seinen vielfältigen Belastungen und positiven wie negativen Ereignissen prägt ihn und drückt ihm seine persönliche Note auf.

Seit uralten Zeiten gibt es den Glauben an eine Beziehung zwischen den Mondphasen und der Regelblutung. So ist auch der Begriff „Menstruation" vom 28-tägigen Mondmonat abgeleitet. Möglich, dass es in früheren Zeiten, als die Menschen noch intensiver mit der Natur verbunden waren, einen gewissen Zusammenhang gab. Die meisten Frauen zeigen jedoch in ihren Zyklusverläufen ein eigenes, für sie typisches Zyklusmuster, das aber nicht starr und unabänderlich ist. Immer wieder kann eine stärkere Abweichung auftreten, die von verschiedenen Lebenssituationen, vom Alter und auch von uns unbekannten Faktoren verursacht wird.

Diese Ausreißer sind es aber auch im Wesentlichen, die für die hohe Versagerquote verantwortlich sind, wenn Sie sich zur Vermeidung einer Schwangerschaft nur nach Ihren Kalenderaufzeichnungen richten oder sich auf Ihr „Gefühl für Ihren Zyklus"

WISSEN

Schwankende Zykluslängen

Neuere Untersuchungen zeigen, dass die Schwankungen in der Zykluslänge größer sind als bisher vermutet. Im Rahmen einer NFP-Studie wurden über 35 000 Zyklen von etwa 1600 Frauen näher untersucht.

Nur knapp 13 % all dieser Zyklen sind genau 28 Tage lang. Während beinahe die Hälfte der Zykluslängen sich in einem engen Zeitraum von 26 bis 29 Tagen bewegt, streute die andere Hälfte zum Teil doch erheblich.

Wenn man die Zykluslängen einer Frau über ein Jahr verfolgt, zeigt sich, wie stark die Schwankungen sind. Nur gut 3 % von 210 Frauen haben extrem regelmäßige Zykluslängen von ein bis drei Tagen Unterschied. Bei weiteren 16 % sind Schwankungen bis zu fünf Tagen zu beobachten.

Insgesamt beträgt bei 58 % der Frauen die Differenz zwischen minimaler und maximaler Zykluslänge acht oder mehr Tage.

---

verlassen. Schließlich wissen Sie nie, ob der gerade aktuelle Zyklus ausnahmsweise mal besonders kurz oder extrem lang werden wird. Der große Vorteil einer symptothermalen Methode wie Sensiplan liegt gerade darin, dass die fruchtbare und unfruchtbare Zeit nicht nach vergangenen Zyklen berechnet, sondern immer wieder neu von Ihnen anhand der Körperbeobachtungen auf den Tag genau bestimmt wird.

Vom Mädchen zur Frau

Es ist ganz normal, dass der Zyklus in der Pubertät sich oft erst „einspielen" muss. Nach der Menarche, der ersten Blutung, kommt die Periode bei vielen jungen Mädchen noch ganz unregelmäßig, manchmal schon nach drei Wochen, dann vielleicht erst wieder nach sechs oder acht Wochen.

In den ersten Jahren ist dies meistens nicht behandlungsbedürftig. Das Problem bei diesen starken Zyklusschwankungen liegt vielmehr darin, dass die Mädchen manchmal schlecht damit klarkommen, ihrem

Zyklus so ausgeliefert zu sein und sich nicht rechtzeitig auf die nächste Blutung einstellen zu können.

Es ist aber ein Trugschluss anzunehmen, mit Hormonen könnte der Zyklus dauerhaft einreguliert werden. Diese erzeugen bestenfalls einen künstlich regelmäßigen Rhythmus. Oft ist es deshalb besser, gerade auch in diesem Lebensalter viel Verständnis und Geduld für den eigenen Körper aufzubringen, der ein Recht darauf hat, sich in aller Ruhe entwickeln zu

Unser Körper

dürfen. Je älter die Mädchen bzw. Frauen dann werden, umso regelmäßiger werden meistens die Zyklen, bis sie zwischen dem 25. und 40. Lebensjahr die größte Stabilität erreichen. Erst in den Wechseljahren sind dann wieder stärkere Schwankungen zu verzeichnen (siehe S. 108).

Die variable Eireifungsphase

Manche meinen, in einem Zyklus seien der Eisprung und damit die fruchtbare Zeit stets genau in der Mitte. In den meisten Biologiebüchern ist er auch fälschlicherweise immer am 14. Zyklustag markiert. Doch der Zeitpunkt des Eisprungs kann sehr stark variieren. Verantwortlich dafür ist vor allem die erste Zyklusphase, der Zeitraum bis zum Eisprung. Diese Phase wird auch Follikel(reifungs)phase, Eireifungsphase oder Östrogenphase genannt.

Bei kurzen Zyklen tritt der Eisprung oft sehr früh auf, manchmal schon am 8., 9. oder 10. Zyklustag. Bei langen Zyklen wiederum kann es sogar mehrere Wochen dauern, bis das für die Eireifung verantwortliche follikelstimulierende Hormon (FSH) von der Hirnanhangdrüse an die Eierstöcke gelangt und die Eireifung stimuliert. Dann kann der Eisprung sogar zu einem Zeitpunkt stattfinden, an dem Sie eigentlich bereits wieder Ihre nächste Periode erwarten (Abb. 10).

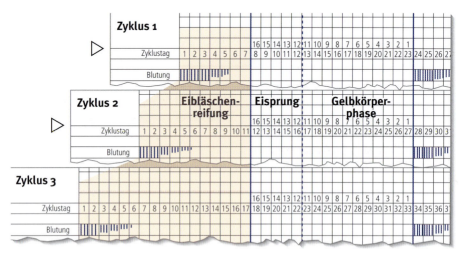

▲ **Abb. 10.** Die Phase der Eibläschenreifung dauert in kurzen (Zyklus 1), normalen (Zyklus 2) und langen Zyklen (Zyklus 3) unterschiedlich lange, die Gelbkörperphase ist relativ konstant.

ZYKLUSFORMEN IM LEBEN EINER FRAU

Verlassen Sie sich deshalb bei Ihrer Entscheidung, ob Sie einen bestimmten Tag als fruchtbar oder unfruchtbar ansehen, nie auf Ihren Zykluskalender, sondern nur auf die Selbstbeobachtung Ihrer aktuellen Körperzeichen. Der 28. Zyklustag könnte Ihr Eisprungtag sein. Besonders in der Pubertät und in den Wechseljahren, aber auch in der Stillzeit und nach Absetzen der Pille ist es völlig normal, wenn die Eireifung unterschiedlich schnell in Gang kommt. Doch nicht nur die oben genannten Lebensabschnitte und Situationen beeinflussen den Zyklusverlauf. Vielleicht wissen Sie bereits aus eigener Erfahrung, dass besondere Ereignisse in Ihrem Leben – positive wie negative – sich manchmal auf Ihr Zyklusgeschehen auswirken können. Ein längerer Urlaub in einer anderen Klimazone, die bevorstehende Hochzeit, das Abitur oder eine andere Prüfung verändern dann den gewohnten Menstruationsrhythmus ebenso wie privater oder beruflicher Stress und schwere Erkrankungen.

In der Regel kommt es zwar durch die gestörte Eireifung zu einer Zyklusverlängerung, aber auch kurzfristige Blutungen können daraus resultieren. Die Auswirkungen solcher Stressfaktoren sind sehr unterschiedlich. Manche Frauen bleiben davon völlig unbeeinflusst, andere dagegen reagieren darauf so sensibel, dass ihre Fruchtbarkeit und Fortpflanzung gebremst, verzögert und im Extremfall sogar ganz eingestellt wird. Die Ursachen können aber auch Hormonstörungen sein, wie z. B. beim PCO-Syndrom.

WISSEN

Was ist ein PCO-Syndrom?

Das PCO-Syndrom (**P**oly**c**ystische **O**varien) ist eine Störung der Eierstocksfunktion, die zu folgenden Zyklusstörungen führen kann: verlängerte Eireifungsphasen, unregelmäßige Zyklen, vermehrt längere und unregelmäßige Zervixschleimphasen, häufiger monophasische Zyklen bis hin zum Ausbleiben der Periode. Oft sind damit noch andere Symptome wie Akne oder eine verstärkte männliche Körperbehaarung verbunden, die auf die Erhöhung männlicher Hormone zurückzuführen sind. Das PCO-Syndrom findet sich häufig bei Frauen mit unerfülltem Kinderwunsch. Solche Verläufe sollten durch einen Arzt oder eine Ärztin abgeklärt werden.

UNSER KÖRPER

Die stabile Gelbkörperphase

Die Zeit vom Eisprung bis zum Beginn der nächsten Blutung ist die zweite Zyklusphase, auch Gelbkörperphase genannt. Sie wird durch das Hormon Progesteron geprägt, das nach dem Eisprung vom Gelbkörper gebildet wird und die Temperatur ansteigen lässt (siehe S. 22 f.).

Anhand der Temperaturhochlage wird die Länge dieser zweiten Phase bestimmt. Sie ist deutlich konstanter als die erste Phase und beträgt im Allgemeinen zwischen 10 und 16 Tagen. Bleibt die Temperatur aber länger als 18 Tage hoch und die Blutung aus, können Sie mit großer Wahrscheinlichkeit davon ausgehen, dass eine Schwangerschaft eingetreten ist (siehe S. 90).

Verkürzte Gelbkörperphase

Sinkt die Temperatur bereits nach weniger als zehn Tagen wieder ab und tritt die nächste Blutung ein, sprechen wir von einer verkürzten Gelbkörperphase. Solche Zyklen kommen gehäuft in der Puber-

tät und vor der Menopause vor, also am Anfang und Ende der geschlechtsreifen Zeit. Man sieht sie auch öfter nach einer Schwangerschaft und nach Absetzen hormoneller Verhütungsmethoden.

Genau so wie es bei manchen Frauen unter Stressbedingungen zu verlängerten Eireifungsphasen kommt, können unter diesen Umständen auch gehäuft verkürzte Gelbkörperphasen auftreten. Wenn Sie nur gelegentlich solche verkürzten Gelbkörperphasen beobachten, ist das kein Grund zur Sorge; denn schon der nächste Zyklus ist vielleicht wieder normal.

Sollten Sie sich schon längere Zeit ein Kind wünschen und Ihre Zyklusaufzeichnungen weisen vermehrt solche verkürzten Hochlagen auf, kann dies evtl. der Grund für die nicht eintretende Schwangerschaft sein; denn das Progesteron aus dem Gelbkörper muss die Gebärmutterschleimhaut genügend lang vorbereiten, damit die befruchtete Eizelle sich einnisten kann. Ansonsten wird sie mit der vorzeitig auftretenden Blutung wieder ausgeschwemmt.

Monophasische Zyklen

Es gibt Zyklen, in denen bis zur nächsten Blutung kein Eisprung stattfindet und demzufolge auch durch das fehlende Progesteron keine Temperaturhochlage auftritt. Solche Zyklen nennt man mono-

phasische Zyklen. Die Problematik besteht darin, dass man bei Blutungen ohne vorausgegangene Temperaturhochlage zunächst nie mit Sicherheit sagen kann, ob mit dieser Blutung wirklich ein neuer Zy-

ZYKLUSFORMEN IM LEBEN EINER FRAU

klus beginnt. Es könnte sich auch um eine Eisprungblutung handeln, die im Augenblick wegen des noch nicht erfolgten Temperaturanstiegs als solche nicht erkennbar ist. Dies würde aber eine höchst fruchtbare Situation bedeuten.

Monophasische Zyklen finden sich bevorzugt in denselben Lebensabschnitten wie sie schon bei den verlängerten Follikelphasen bzw. verkürzten Gelbkörperphasen beschrieben wurden, also in der Pubertät, den Wechseljahren, nach einer Schwangerschaft und in der Stillzeit und nach

Absetzen hormoneller Verhütungsmittel. Darüber hinaus findet man sie auch bei Hochleistungssportlerinnen, bei extremen Abmagerungsdiäten oder Essstörungen wie Bulimie und Magersucht vor. Im Extremfall stellen hier die Eierstöcke ihre Funktion weitgehend ein. Durch das fehlende Östrogen wird die Gebärmutterschleimhaut nicht mehr aufgebaut und die Abbruchblutung entfällt.

Wenn eine Frau mehr als drei Monate keine Blutung mehr hat, spricht man von einer Amenorrhö.

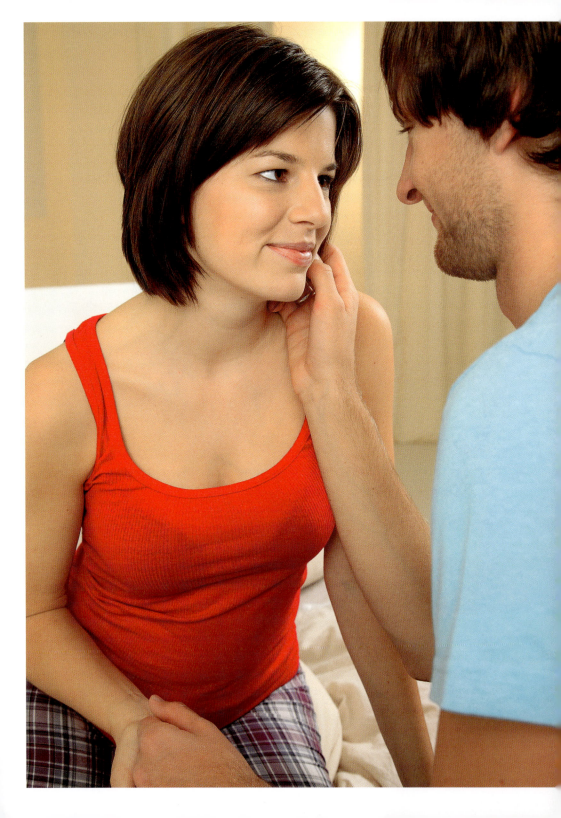

Körperzeichen beobachten und deuten

Die zyklischen Veränderungen des Zervixschleims und der Basaltemperatur sind für die Natürliche Familienplanung von zentraler Bedeutung. Weitere Zeichen wie Brustsymptom, Mittelschmerz und Veränderungen des Gebärmutterhalses ergänzen diese Beobachtungen. Alle Beobachtungen sowie mögliche Einflussfaktoren und Störungen werden in einem Zyklusblatt festgehalten.

KÖRPERZEICHEN BEOBACHTEN UND DEUTEN

Die Körpersignale

Sicherlich haben auch Sie schon körperliche Veränderungen beobachtet, die mit dem natürlichen Rhythmus von Fruchtbarkeit und Unfruchtbarkeit in Verbindung stehen.

Das auffälligste Körperzeichen ist die Regelblutung. Das Einsetzen der Regelblutung zeigt den Beginn eines neuen Zyklus an, in dessen Verlauf normalerweise ein Einsprung stattfindet. Den Eisprung selbst können Sie weder direkt fühlen noch sehen. Er lässt sich deshalb auch nicht auf einen bestimmten Tag festlegen. Aber der Zeitraum, in dem der Eisprung stattfindet, lässt sich durch die Beobachtung von Zervixschleim und Körpertemperatur eingrenzen.

Auch die Selbstuntersuchung des Gebärmutterhalses können Sie zur Bestimmung der fruchtbaren Zeit mit nutzen. Weitere Körperzeichen, die mit dem Zyklusgeschehen zusammenhängen, sind unter anderem Veränderungen der Brust, Mittel-

schmerz, Stimmungsschwankungen und Hautunreinheiten. Diese Zeichen treten aber nicht bei allen Frauen in jedem Zyklus auf, so dass Sie erst im Laufe der Beobachtungen feststellen werden, wie sich Ihr Fruchtbarkeitsmuster zusammensetzt (siehe S. 62).

Die Veränderungen des Zervixschleims und der Körpertemperatur dagegen sind Zeichen, die normalerweise jede Frau beobachten kann. Doch nur wenn die Beobachtungen regelmäßig durchgeführt und in ein Zyklusblatt eingetragen werden, ist es möglich, sie richtig zu deuten und so die fruchtbare und unfruchtbare Zeit nach genau festgelegten Regeln zu bestimmen.

Das Zyklusblatt

Das Zyklusblatt ist wie ein ganz persönliches Tagebuch (Abb. 11). Darin können Sie alle Beobachtungen eintragen, die mit der Fruchtbarkeit zusammenhängen und auch Faktoren, die sie eventuell beeinflussen. Ihr Wegweiser durch das Zyklusblatt ist die schmale Zeile „Zyklustag", die Auf-

zeichnungen bis zu 40 Tagen zulässt. Sie können das Zyklusblatt auch unter www. nfp-online.de herunterladen oder die Kopiervorlage auf S. 120 nutzen.

▶ Abb. 11. Zyklusblatt.

DIE KÖRPERSIGNALE

sensiPLAN ®

Zyklus-Nr:

Messweise
After
Scheide
Mund

Früheste 1. höhere Messung aus den vorangegangenen Zyklen

minus 8

1. höhere Messung in diesem Zyklus

Wollen Sie im nächsten Zyklus schwanger werden?

ja
nein
unentschieden

✢ **Malteser**
...weil Nähe zählt.

Besonderheiten	
Störungen	
Messzeit	
Mittelschmerz	37,5
Brustsymptom	37,4
	37,3
	37,2
	37,1
S-Abkürzung	37,0
	36,9
	36,8
	36,7
	36,6
	36,5
	36,4
	36,3
	36,2
	36,1
Basaltemperatur	36,0
Zyklustag	1 2 3 4 5 6 7 8 9 10 11 12 13 14 15 16 17 18 19 20 21 22 23 24 25 26 27 28 29 30 31 32 33 34 35 36 37 38 39 40
Datum:	Blutung
Zervixschleim	Empfinden/ Fühlen
	Aussehen
Gebärmutter- hals	Lage + Öffnung
	Festigkeit
	Verkehr
	Fruchtbare Tage

Arbeitsgruppe NFP ®

Körperzeichen beobachten und deuten

Die Blutung

Mit dem ersten Tag der Regelblutung (Menstruation, Periode, Monatsblutung) legen Sie das Zyklusblatt an (Abb. 12). Dieser Tag ist gleichzeitig der erste Zyklustag. Das Datum dieses Tages notieren Sie in der Datumszeile unter Zyklustag 1 und füllen die Datumszeile fortlaufend aus. Unter der Datumszeile wird die Blutung eingetragen. Ihre Stärke können Sie mit Strichen unterschiedlicher Länge andeuten. Ganz leichte Blutungen (Schmierblutungen) werden durch Punkte gekennzeichnet. Denken Sie daran, alle Blutungen im Laufe des Zyklus festzuhalten.

Manche Frauen haben bereits vor dem Einsetzen der eigentlichen Menstruation Schmierblutungen. Diese Tage zählen noch zum vorangegangenen Zyklus. Der neue Zyklus beginnt erst an dem Tag, an dem die Blutung in gewohnter Stärke einsetzt.

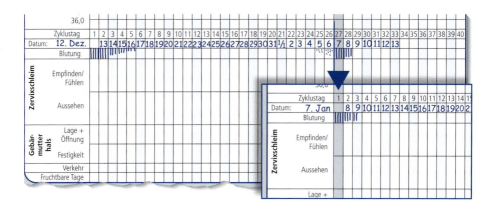

▲ **Abb. 12.** Der vorliegende Zyklus dauert 26 Tage. Der 27. Tag ist der erste Tag des nächsten Zyklus und wird als solcher in ein neues Zyklusblatt eingetragen.

Der Zervixschleim

Die Beobachtung des Zervixschleims und seiner Veränderungen ist ein wichtiger Teil der Methode. Vielleicht haben Sie bereits so etwas wie „Ausfluss" im Scheidenbereich bemerkt, aber nur noch nicht mit Ihrer Fruchtbarkeit in Verbindung gebracht. Achten Sie jetzt einfach bewusster darauf.

Den Zervixschleim beobachten

Den Zervixschleim können Sie auf verschiedene Weise beobachten: Sie können ihn empfinden, fühlen und sehen.

Empfinden. Tagsüber sollten Sie sich ab und zu bewusst machen, was Sie am Scheideneingang empfinden. Vielleicht haben Sie das Gefühl, dass es dort trocken ist und eventuell sogar unangenehm juckt. Oder Sie spüren einfach gar nichts. An manchen Tagen empfinden Sie den Scheideneingang feucht oder nass bzw. bemerken sogar, dass im Laufe des Tages immer wieder Zervixschleim in Schüben aus der Scheide rinnt. Einige Frauen beschreiben es, „als wenn tröpfchenweise Urin abgeht".

Fühlen. Den Zervixschleim können Sie aber nicht nur empfinden, sondern auch er-„fühlen". Wenn Sie mit dem Finger oder mit dem Toilettenpapier über den Scheideneingang wischen, merken Sie vielleicht, dass Finger oder Papier an einigen Tagen besser darüber gleiten als an anderen Tagen. Der Scheideneingang fühlt sich dann schlüpfrig, rutschig oder glitschig an, ähnlich wie Öl auf der Haut oder Seife zwischen den Fingern.

Sehen. An manchen Tagen ist der Zervixschleim sichtbar. Wenn Sie mit dem Finger oder mit dem Toilettenpapier über den Scheideneingang wischen, sollten Sie darauf achten, ob Zervixschleim daran haften bleibt und wie er aussieht.

Wie verändert sich der Zervixschleim im Laufe eines Zyklus?

Nach der Menstruationsblutung können einige Tage folgen, an denen Sie den Scheideneingang als trocken empfinden, vielleicht sogar als unangenehm und juckend. Es ist aber auch möglich, dass Sie nichts spüren und nichts sehen. Anschließend macht sich der aufkommende Zervixschleim oft nur als feuchtes Gefühl bemerkbar, ohne dass er am Scheideneingang sichtbar wird. In anderen Fällen ist er von Anfang an gleichzeitig zu spüren und zu sehen.

KÖRPERZEICHEN BEOBACHTEN UND DEUTEN

Aussehen des Zervixschleims

Wie sieht Ihr Zervixschleim aus? Ist er gelblich, weißlich, glasig oder rötlich? Ist er klumpig, cremig, oder dehnbar wie rohes Eiweiß?
Ob der Zervixschleim dehnbar ist, können Sie dadurch prüfen, dass Sie das Toilettenpapier nach dem Abwischen zusammen- und wieder auseinander falten. Sie sehen dann, ob sich der Zervixschleim als Faden auseinander ziehen lässt.
Dasselbe lässt sich natürlich auch mit den Fingern prüfen. Dehnbarer Zervixschleim fühlt sich ähnlich an wie rohes Eiweiß und sieht häufig auch so aus.
Manche Frauen beobachten, dass beim Wasserlassen oder Stuhlgang der Zervixschleim schon durch leichtes Pressen in langen Fäden mit abgeht. Er liegt dann dem Stuhl auf oder schwimmt im Wasser. Achten Sie doch einfach mal darauf.

▶ Abb. 13 a – i: Aussehen des Zervixschleims

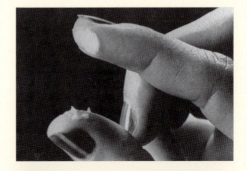
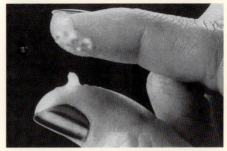

▲ Abb. 13 a/b. Klumpig, dicklich, weißlich oder gelblich

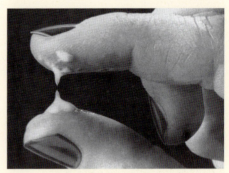

▲ Abb. 13 c. Weißlich, cremig

40

Aussehen des Zervixschleims

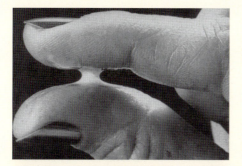

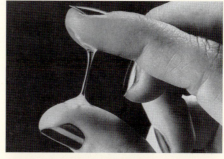

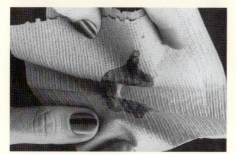

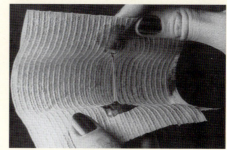

▲ Abb. 13 d/e. weißlich, trüb

▲ Abb. 13 f/g. glasig, dehnbar, fadenziehend

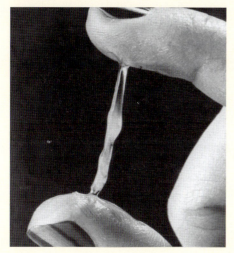

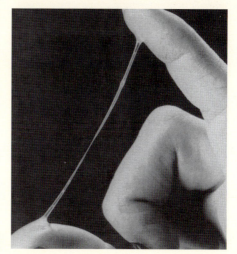

▲ Abb. 13 h. glasig, mit weißlichen Schlieren durchsetzt, wie rohes Eiweiß.

▲ Abb. 13 i. glasig, spinnbar

KÖRPERZEICHEN BEOBACHTEN UND DEUTEN

Üblicherweise erscheint der Zervixschleim zu diesem Zeitpunkt noch trüb, weißlich oder gelblich und ist dicklich, cremig, klumpig, klebrig oder zäh und nicht dehnbar (Abb. 13 a–i). Manchmal sieht er aus wie Quark oder wie Mehl, das mit Wasser zu klebrigen Klumpen vermengt wurde.

Je näher der Eisprung rückt – je mehr Östrogen gebildet wird –, desto mehr Zervixschleim wird gebildet und desto besser wird er in seiner Qualität. Er wird dann meist klar, glasig, durchsichtig und hat manchmal einen leichten Gelbstich oder ist mit weißlichen Schlieren durchzogen (Abb. 13 a–i). Gleichzeitig wird er dehnbar und fühlt sich glitschig und schlüpfrig an. Wegen dieser Eigenschaften ist er mit rohem Eiweiß vergleichbar. Manchmal verflüssigt sich der Zervixschleim derartig, dass er wegrinnt wie Wasser und nicht mehr sichtbar ist. Dann empfinden Sie Ihren Scheideneingang als ausgesprochen nass.

Um die Zeit des Eisprungs hat die Zervixschleimentwicklung somit ihre höchste Ausprägung erreicht. Danach kommt es wieder zu einer Rückentwicklung des Zervixschleims: Er wird erneut trüb und klumpig, verliert seine Dehnbarkeit, wird weniger oder verschwindet vollständig, so dass Sie am Scheideneingang nichts mehr oder nur noch Trockenheit empfinden.

Lernen Sie Ihr individuelles Zervixschleimmuster kennen

Die Erfahrung zeigt, dass jede Frau ihr individuelles Zervixschleimmuster hat. Bei der einen Frau entwickelt sich der Zervixschleim von trocken über feucht und dicklich hin zu glasig und dehnbar, bei der anderen Frau von nichts direkt auf sichtbaren weißlichen Zervixschleim, ohne jemals die höchste Ausprägung von dehnbarem, glasigem Zervixschleim zu erreichen. Immer jedoch sind nach einer Qualitätssteigerung ein deutlicher Umschwung und eine Minderung der Zervixschleimqualität festzustellen. Im Allgemeinen verläuft bei der einzelnen Frau das Zervixschleimmuster in aufeinander folgenden Zyklen ähnlich. Es kann aber auch vorkommen, dass der Zervixschleim sich in einem neuen Zyklus anders entwickelt, als gewöhnlich. Lassen Sie sich dadurch nicht irritieren, sondern tragen Sie konsequent das ein, was Sie beobachtet haben.

Abb. 14 zeigt die Einteilung der Zervixschleimbeobachtungen in verschiedene Kategorien mit den entsprechenden Abkürzungen. Wenn das Aussehen des Zervixschleims einerseits und Empfinden/ Fühlen andererseits in unterschiedliche Kategorien einzuordnen sind, dann richten Sie sich bei den Abkürzungen immer nach der besseren Qualität.

Beispiel: Wenn Sie dehnbaren, glasigen Zervixschleim gesehen, aber nur Feuchtigkeit gefühlt haben, tragen Sie als Abkürzung $\overset{+}{\text{S}}$ ein.

DER ZERVIXSCHLEIM

Empfinden/Fühlen		Aussehen	Abkürzung
trocken, trockenes, raues, juckendes, unangenehmes Gefühl	und	nichts gesehen, kein Zervixschleim am Scheideneingang	▷ t
nichts gefühlt, keine Feuchtigkeit, keine Empfindung am Scheideneingang	und	nichts gesehen, kein Zervixschleim am Scheideneingang	▷ Ø
feucht	aber	nichts gesehen, kein Zervixschleim am Scheideneingang	▷ f
feucht oder nichts gefühlt	und	dicklich, weißlich, trüb, cremig, klumpig, gelblich, klebrig, milchig, nicht ziehbar oder zäh	▷ S
feucht oder nichts gefühlt	und	glasig, glasklar, glasig durchscheinend, wie rohes Eiweiß (glasig mit weißen Fäden durchsetzt), dehnbar oder spinnbar, fadenziehend, flüssig, so dünnflüssig, dass er „wegrinnt wie Wasser", rötlich, rotbraun, gelblich-rötlich	▷ $\overset{+}{S}$
nass, schlüpfrig, rutschig, glitschig, wie eingeölt, glatt	und/oder	glasig, glasklar, glasig durchscheinend, wie rohes Eiweiß (glasig mit weißen Fäden durchsetzt), dehnbar oder spinnbar, fadenziehend, flüssig, so dünnflüssig, dass er „wegrinnt wie Wasser", rötlich, rotbraun, gelblich-rötlich	▷ $\overset{+}{S}$

▲ **Abb. 14.** Übersicht: Einteilung der Zervixschleimbeobachtung in Kategorien und ihre Abkürzungen.

Eintragung ins Zyklusblatt

Den tagsüber beobachteten Zervixschleim tragen Sie erst abends in das Zyklusblatt ein (Abb. 15). Hier ist jeweils eine Spalte für Empfinden/Fühlen und eine für Aussehen vorgesehen. Selbst wenn nur einmal am Tag Zervixschleim in geringer Menge aufgetreten ist, wird diese Beobachtung notiert. Nutzen Sie für die Beschreibung der Zervixschleimbeobachtung die in der Abbildung 14 aufgeführten Begriffe.

Empfinden und Aussehen des Zervixschleims können sich im Laufe des Tages verändern. Bei der abendlichen Eintragung halten Sie trotzdem immer nur die für diesen Tag beste Qualität in der entsprechenden Spalte fest.

Beispiel: Wenn Sie mittags eiweißartigen Zervixschleim und nachmittags weißlich dicklichen Zervixschleim beobachtet haben, wird für diesen Tag in der Spalte „Aussehen" „eiweißartig" notiert. Zur Vereinfachung der späteren Auswertung fassen Sie die Zervixschleimbeschreibungen des jeweiligen Tages in einer Abkürzung zusammen und tragen sie auf der 37 °C-Linie ein (Abb. 15).

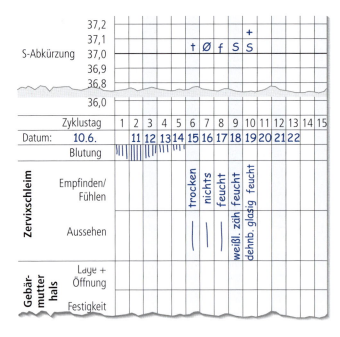

◀ **Abb. 15.** Eintragung der Zervixschleimbeobachtungen und ihrer Abkürzungen.

Der Höhepunkt des Zervixschleimsymptoms

Für die Auswertung der Zervixschleimbeobachtung ist es notwendig, den Höhepunkt der Zervixschleimentwicklung zu bestimmen.

▍Regel

Der Höhepunkt des Zervixschleimsymptoms ist der letzte Tag mit der individuell besten Zervixschleimqualität.
Diesen Höhepunkt können Sie immer erst im Nachhinein, also am Abend des folgenden Tages bestimmen, wenn der Umschwung zu einer minderen Zervixschleimqualität erfolgt ist.

Kennzeichnen Sie ihn mit „H" über der entsprechenden Abkürzung (Abb. 16, 17 und 18). Der Eisprung liegt normalerweise in einem Zeitraum von zwei Tagen vor bis zu zwei Tagen nach dem Höhepunkt.

Beispiel 1: Regina S. beobachtet am 13., 14. und 15. Zyklustag glasigen und dehnbaren Zervixschleim der Kategorie S̈. Am 16. Tag ist der Zervixschleim wieder trüb und dicklich (Kategorie S). Nach diesem Umschwung weiß sie rückblickend, dass am 15. Zyklustag der Höhepunkt des Zervixschleimsymptoms war (Abb. 16).

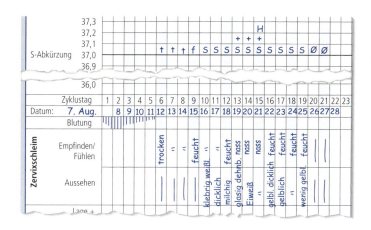

◀ Abb. 16. Der Höhepunkt des Zervixschleimsymptoms ist in diesem Zyklus am 15. Tag.

Beispiel 2: Hier beobachtet Monika K. keinen Zervixschleim, der in die Kategorie $\overset{+}{S}$ gehört. Sie hat lediglich einige Tage mit dicklichem, weißlichem und klumpigem Zervixschleim, also Zervixschleim der Kategorie S. In diesem Fall ist der Höhepunkt der letzte Tag mit S (Abb. 17).

In Abb. 18 sehen Sie vier Beispiele für die Bestimmung des Zervixschleim-Höhepunktes.

▶ **Abb. 17.** Der Höhepunkt des Zervixschleimsymptoms ist in diesem Zyklus am 13. Tag.

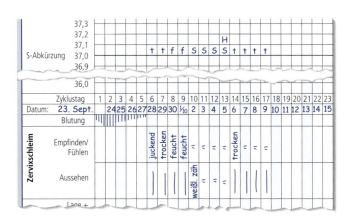

▶ **Abb. 18.** Vier Beispiele für verschiedene Zervixschleimmuster.

1.	ø	ø	ø	f	f	**H** S	ø	ø	ø	ø		
2.	ø	ø	f	ø	S	S	S	$\overset{+}{S}$	**H** $\overset{+}{S}$	f	f	ø
3.	ø	ø	ø	S	S	S	S	**H** $\overset{+}{S}$	S	ø	t	t
4.	t	t	t	t	f	f	**H** f	t	t	t	t	t

Der Zervixschleim

Sonderfall

Es gibt ganz selten die Situation, dass die Einteilung in S und $\overset{+}{S}$ zu grob ist. Für diese Situation gibt es eine Sonderregel. Diese Sonderregel darf nur dann angewendet werden, wenn über mehrere Zyklen beobachtet wurde, dass der Höhepunkt immer erst deutlich nach der abgeschlossenen Temperaturauswertung bestimmt werden kann. Wird ein Umschwung zu einer minderen Qualität innerhalb der gleichen Kategorie beobachtet, dürfen ausnahmsweise die dem Umschwung folgenden Abkürzungen der gleichen Kategorie eingeklammert werden (Abb. 19 u. 20).

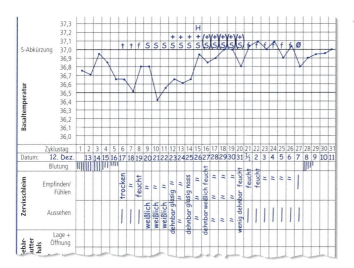

◄ **Abb. 19.** In diesem Zyklus beobachtet Lisa M. eine deutliche Minderung der Zervixschleimqualität schon innerhalb der $\overset{+}{S}$-Kategorie. Der Höhepunkt ist hier am 15. Zyklustag. Die nachfolgenden Abkürzungen der gleichen Kategorie werden eingeklammert.

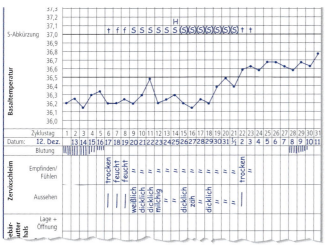

◄ **Abb. 20.** In diesem Zyklus beobachtet Doris K. nur weißlichen Zervixschleim der S-Kategorie. Ein Umschwung zu einer minderen Qualität lässt sich vom 14. auf den 15. Zyklustag erkennen. Damit ist der Höhepunkt am 14. Zyklustag. Die nachfolgenden Abkürzungen der gleichen Kategorie werden eingeklammert.

KÖRPERZEICHEN BEOBACHTEN UND DEUTEN

Die Temperatur

Wenn Sie den Verlauf Ihrer morgendlich gemessenen Körpertemperatur in einem Zyklus verfolgen, werden Sie feststellen, dass es zwei Temperaturniveaus gibt. Vor dem Eisprung, in der ersten Zyklusphase, ist die Temperaturlage etwas niedriger. Um den Eisprung steigt sie dann an, im Allgemeinen um wenige Zehntel °C.

Diese Temperaturhochlage wird durch das Progesteron verursacht, das in der zweiten Zyklusphase im Gelbkörper gebildet wird. Nach wissenschaftlichen Untersuchungen findet der Eisprung in der Regel in einem Zeitraum von zwei Tagen vor dem Temperaturanstieg bis zu einem Tag nach dem Anstieg statt.

Anhand des Temperaturanstiegs können Sie, zusammen mit dem Zervixschleimsymptom, die unfruchtbare Zeit nach dem Eisprung bestimmen.

Die Basaltemperatur. Die Körpertemperatur ist nicht den ganzen Tag über gleich hoch. Sie unterliegt einem 24-Stunden-Rhythmus. Die niedrigsten Werte werden in den frühen Morgenstunden gemessen, die höchsten am späten Nachmittag. Außerdem bewirken auch körperliche Aktivitäten eine Erhöhung der Temperatur. Damit die Werte Tag für Tag vergleichbar sind, wird die Temperatur normalerweise in den Morgenstunden, unmittelbar nach dem Aufwachen und vor dem Aufstehen gemessen. Diese Temperatur wird deshalb auch Basaltemperatur bzw. Aufwach- oder Morgentemperatur genannt.

Wie wird gemessen?

Erfahrungsgemäß ist es am besten, das Thermometer am Abend vorher griffbereit ans Bett zu legen. Dann können Sie morgens sofort nach dem Aufwachen, vor dem Aufstehen und vor jeder anderen Tätigkeit wie essen, trinken usw. Ihre Temperatur messen. Wenn Ihre Nachtruhe gestört war (z. B. durch ein Baby), sollten Sie vor

dem Messen mindestens die letzte Stunde wieder geschlafen oder entspannt im Bett gelegen haben.

Die Temperatur können Sie rektal (im Enddarm, After), vaginal (in der Scheide) oder oral (im Mund) messen. Die Messung unter dem Arm (axillar), im Ohr oder auf der

DIE TEMPERATUR

Zyklus-Nr.	□□□
Messweise	After ☒
	Scheide ☐
	Mund ☐

◄ **Abb. 21.** In diesem Zyklus wird die Temperatur im After (rektal) gemessen.

Stirn ist zu ungenau und deshalb ungeeignet. Wichtig ist, dass Sie innerhalb eines Zyklus immer auf die gleiche Art messen (Abb. 21).

Die rektale Messung ergibt im Allgemeinen sehr exakte Werte und ist am wenigsten störanfällig. Auch die oralen oder vaginalen Werte können genau sein, wenn Sie darauf achten, dass während der oralen Messung die Spitze des Thermometers unter der Zunge im Zungengrund dem Zungenbändchen anliegt und der Mund geschlossen bleibt bzw. dass während der Messung in der Scheide das Thermometer nicht herausrutscht. Das Thermometer darf während des Zyklus nicht gewechselt werden.

Zum Messen eignet sich am besten ein normales analoges Thermometer oder ein geprüftes Digitalthermometer mit einer Anzeige von zwei Stellen nach dem Komma. Analoge (mechanische) Thermometer sind seit 2009 quecksilberfrei. Sie sollten

nach Herstellerangaben für die Messung der Basaltemperatur geeignet sein. Für die Messung der Basaltemperatur geeignet sind Thermometer die Galinstan® bzw. Gallium (z.B. Geratherm basal) enthalten. Alkoholthermometer sind ungeeignet.

Die Messung sollte drei Minuten dauern. Auch bei Digitalthermometern empfiehlt es sich über den Piepston hinaus die drei Minuten einzuhalten.

Die Temperatur ablesen und eintragen

Die mit einem mechanischen Thermometer gemessenen Temperaturwerte werden auf ein halbes Zehntel °C abgelesen und mit einem Punkt in der jeweiligen Tagesspalte eingetragen. Die Linien auf dem Zyklusblatt entsprechen der Gradskala des Thermometers. Wenn die Mess-Säule zwischen zwei Teilstrichen steht, tragen Sie den Wert in die Mitte des Kästchens ein.

Körperzeichen beobachten und deuten

Die Temperaturpunkte werden von Tag zu Tag miteinander verbunden. Wenn Sie an einem Tag nicht gemessen haben, dann werden die benachbarten Messpunkte nicht verbunden. Über dem Temperaturpunkt notieren Sie in der Zeile „Messzeit" die Uhrzeit der Messung (Abb. 22). Wenn möglich, sollten Sie möglichst täglich messen. Mit längerer NFP-Erfahrung können Sie später auch mal Messungen weglassen, z. B. während der ersten Zyklustage und wenn die Temperaturauswertung abgeschlossen ist. In der Lernphase sollten Sie aber täglich messen, um Ihr individuelles Temperaturniveau von Tief- und Hochlage sowie Ihre persönliche Reaktionsweise kennen zu lernen.

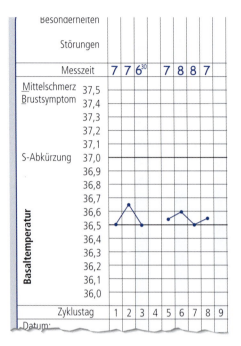

▶ **Abb. 22.** Eintragung der gemessenen Temperaturwerte.

Besonderheiten bei Digitalthermometern

Die mit einem Digitalthermometer gemessenen Werte müssen auf ein halbes Zehntel °C auf- oder abgerundet werden (Tab. 1 und Abb. 23) und ebenfalls auf bzw. zwischen den Linien eingetragen werden.

Bei Verwendung von Digitalthermometern sollten einige Dinge beachtet werden:
- Es sollten nur Digitalthermometer verwendet werden, die eine Messgenauigkeit von plus/ minus 0,1 °C angeben und die zwei Stellen nach dem Komma anzeigen.
- Digitale Thermometer für die Temperaturmessung im Ohr oder auch Infrarot gesteuerte Geräte („Messen ohne Körperkontakt") sind für die NFP ungeeignet.
- Die Messzeit ist je nach Gerät unterschiedlich lang. In der Regel ertönt ein Signalton, wenn die Messung beendet ist. Um jedoch die für die Basaltemperatur nötige Messgenauigkeit zu erreichen, empfehlen wir, eine Messdauer von drei Minuten einzuhalten.
- Infolge von Materialüberalterung (z. B. überalterte Temperaturfühler) oder auf Grund einer schwachen Batterie können technische Störungen auftreten. Deutlich zackige Temperaturverläufe können Hinweis auf eine Gerätestörung sein.

DIE TEMPERATUR

Tab.1 Auf- und Abrunden einer Messung

Gemessene Temperatur	Gerundete
36,60	
36,59	36,60
36,58	
36,57	
36,56	
36,55	36,55
36,54	
36,53	
36,52	
36,51	36,50
36,50	

Beispiel für das Auf- und Abrunden der ermittelten Temperaturwerte bei der Messung mit einem Digitalthermometer.

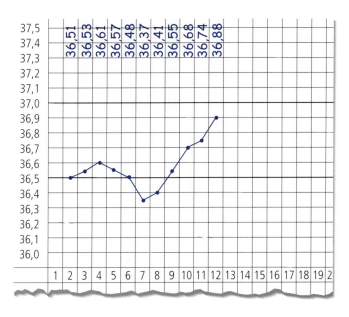

◄ Abb.23. Beispiel für einen Temperaturverlauf, bei dem die zweistellige Digitalanzeige des Digitalthermometers auf- bzw. abgerundet wurde.

51

KÖRPERZEICHEN BEOBACHTEN UND DEUTEN

Störungen und Besonderheiten

Verschiedene Faktoren können die Basaltemperatur beeinflussen und unter Umständen einen Temperaturanstieg vortäuschen.

Man kann nicht vorhersagen, welche Faktoren bei Ihnen die Temperatur beeinflussen und welche nicht. Wenn Sie von Anfang an alle Besonderheiten notieren (Abb. 24), können Sie bald selbst herausfinden, was Ihre Aufwachtemperatur beeinflusst. Auf jeden Fall sollten Sie auch bei Störungen regelmäßig weitermessen.

Die Schwankungsbreite der Tieflage ist individuell sehr unterschiedlich und kann deshalb nicht genauer definiert werden. Eine Störung kann auch während des Temperaturanstiegs auftreten und u. U. mit dem Anstieg verwechselt werden. Deshalb müssen Sie sich gerade bei den höheren Messungen während der Anstiegsphase immer fragen, ob der Temperaturwert

gestört sein könnte und ihn im Zweifelsfall sicherheitshalber ausklammern. Wenn sich in den weiteren Zyklen in der Tieflage zeigt, dass dieses Ereignis nicht stört, muss der Wert zukünftig nicht mehr ausgeklammert werden.

In der Regel entscheiden Sie also Tag für Tag, ob der jeweils gemessene Temperaturwert durch einen Störfaktor beeinflusst ist und ausgeklammert werden soll oder nicht. Es gibt jedoch auch einzelne Situationen, in denen es sinnvoll ist, diese Entscheidung erst rückblickend zu treffen und sie gegebenenfalls zu ändern.

Die Art des Störfaktors sollten Sie in der dafür vorgesehenen Spalte im Zyklusblatt eintragen, und zwar an dem Tag, an dem er die Temperaturmessung beeinflussen könnte, auch wenn das Ereignis, z. B. übermäßiger Alkoholgenuss, am Abend des Vortages stattgefunden hat (Abb. 24).

Mögliche Störungen und Besonderheiten, die im Folgenden näher erläutert werden, sind:
- Fehler oder Veränderungen in der Messweise,
- unterschiedliche Messzeiten,
- Einflüsse des täglichen Lebens und Abweichungen von den üblichen Lebensgewohnheiten,
- Erkrankungen und Unpässlichkeiten.

WISSEN

Störung

Eine Störung ist ein erhöhter Temperaturwert, der die übliche Schwankungsbreite des Tieflagenniveaus überschreitet und der durch ein Ereignis erklärt werden kann, das als möglicher Störfaktor gilt. Eine Störung wird ausgeklammert und bei der Auswertung nicht berücksichtigt.

DIE TEMPERATUR

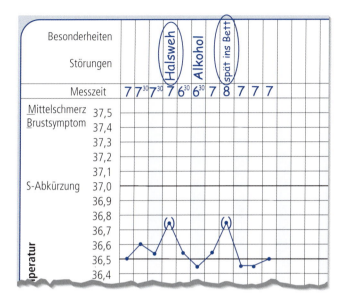

◀ Abb. 24. Störungen und Besonderheiten werden in derselben Spalte eingetragen, in der der gemessene Temperaturwert gestört sein könnte.

Messweise

Wenn Sie im laufenden Zyklus das Thermometer wechseln, müssen Sie das als mögliche Störung auf dem Zyklusblatt ebenso vermerken wie eine Änderung des Messortes. Die richtige Messtechnik und verschiedene Fehlerquellen sind auf S. 48 f. beschrieben.

Messzeiten

Vor allem in den ersten Beobachtungszyklen ist es wichtig, zum Temperaturwert auch die Messzeit zu notieren, weil Sie für sich herausfinden müssen, inwieweit sich bei Ihnen die unterschiedlichen Messzeiten auf den Temperaturverlauf auswirken. Bei vielen Frauen sind Abweichungen von plus/minus eineinhalb Stunden zur üblichen Messzeit ohne Bedeutung. Bei manchen machen sich allerdings schon geringere Messzeitunterschiede bemerkbar. Es gibt aber auch Frauen, bei denen es gar keine Rolle spielt, wann sie messen.

Wenn Sie zu messen beginnen, haben Sie zunächst noch keine Informationen, wie sich bei Ihnen z. B. die Messzeit auf den Temperaturverlauf auswirkt. Mit zunehmender Erfahrung können Sie Vergleiche mit Messungen zu unterschiedlichen Uhrzeiten anstellen. Liegen dann mehrere Zyklen vor, können Sie auf vergleichbare Situationen in den Tieflagen von vorausgehenden Zyklen zurückgreifen.

Eine Zeitverschiebung bei Reisen und ggf. auch die Zeitumstellung (Sommer-/Winterzeit) sollten Sie immer als mögliche Störungen in Betracht ziehen.

53

Körperzeichen beobachten und deuten

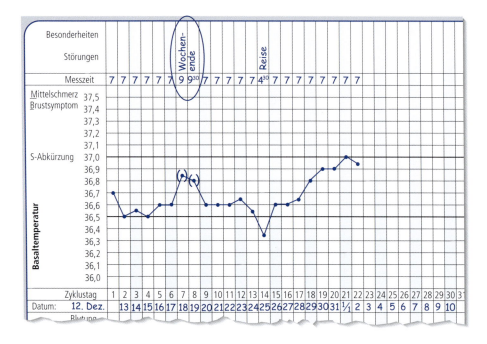

▲ Abb. 25. Zyklusbeispiel von Angela R.: Messzeit stört.

Beispiel: Abb. 25 zeigt die Temperaturkurve von Angela R., die morgens üblicherweise um 7 Uhr aufsteht, am Wochenende jedoch ausschläft und dann erst später misst. Die Temperaturwerte an diesen Tagen ragen deutlich über das Tieflagenniveau hinaus und müssen deshalb als Störung ausgeklammert werden. Im Gegensatz dazu ist dies bei einem unter dem Tieflagenniveau liegenden Wert normalerweise nicht notwendig, wie die am 14. Zyklustag wegen einer Reise schon um 4.30 Uhr gemessene Basaltemperatur zeigt.

Beispiel: In Abb. 26 sehen wir das Zyklusbeispiel von Petra J., bei der sich Messzeitverschiebungen nicht auf den Temperaturverlauf auswirken.

Lebensgewohnheiten

Es gibt eine Reihe von Einflüssen des täglichen Lebens und Abweichungen von den üblichen Lebensgewohnheiten, die die körperlichen Funktionen, vor allem auch den Schlafrhythmus mehr oder minder stark beeinflussen und sich dadurch bei der morgendlichen Temperaturmessung als Störung bemerkbar machen können.

Dazu gehören
- zu kurze oder gestörte Nachtruhe,
- ungewohnt spätes Zubettgehen,
- ungewohnter Alkoholgenuss,

DIE TEMPERATUR

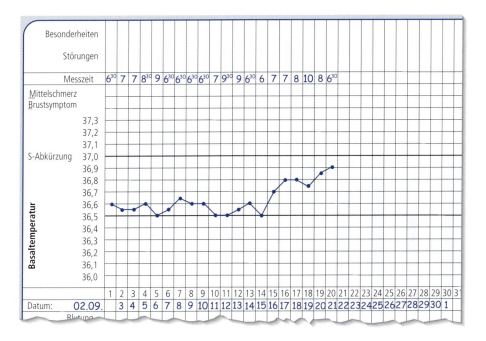

▲ Abb. 26. Zyklusbeispiel von Petra J.: Messzeit stört nicht.

- Essen am späten Abend,
- Feiern spätabends,
- Stress, psychische Belastung, Aufregung
- Umgebungswechsel (Reisen, Ferien, Urlaub, Klimawechsel).

Es kann auch sein, dass einzelne Ereignisse wie z. B. Alkoholgenuss oder ungewohnt spätes Zubettgehen sich nicht auf den Temperaturverlauf auswirken, wohl aber das Zusammentreffen mehrerer Ereignisse. Bei „Feiern" oder „Urlaub" sind in der Regel bereits mehrere mögliche Störfaktoren eingeschlossen. Gerade im Urlaub kommt es häufiger zu einer Reihe von Änderungen der sonst üblichen Lebensgewohnheiten. Ebenso können Stresssituationen, die über längere Zeit bestehen, sich durch „schlech-

ten Schlaf" und andere Mechanismen auf den Temperaturverlauf auswirken.

Erkrankungen und Unpässlichkeiten

Selbstverständlich können Erkrankungen, auch in leichterer Form, zu erhöhten Temperaturwerten führen. Wenn Sie also einen erhöhten Temperaturwert feststellen und gleichzeitig Krankheitszeichen beobachten, müssen Sie diesen Wert als Störung ausklammern.

KÖRPERZEICHEN BEOBACHTEN UND DEUTEN

Da gleichen Krankheitserscheinungen ganz unterschiedliche Ursachen zugrunde liegen können, ist es schwierig und im Allgemeinen nicht möglich, auf Vorerfahrungen zurückzugreifen. Darin unterscheidet sich die Bewertung des Einflussfaktors „Erkrankungen" von anderen Störfaktoren wie z. B. Messzeit.

Sonderfall – zu niedrige Temperaturwerte
Es gibt zwei Situationen, die zu stark erniedrigten Körpertemperaturen führen

können: Auskühlung bei erniedrigten Umgebungstemperaturen und sehr frühe Messzeiten. Das ist ggfs. bei der Auswertung zu berücksichtigen.

Es wird immer wieder Temperaturverläufe geben, die aufgrund von Störungen nicht eindeutig ausgewertet werden können. In diesen Fällen müssen Sie zuwarten und sicherheitshalber weiterhin fruchtbare Zeit annehmen.

Veränderungen des Gebärmutterhalses

Die Selbstuntersuchung des Gebärmutterhalses ist eine Alternative zur Zervixschleimbeobachtung und kann diese in der symptothermalen Methode auch ersetzen. Sie ist vor allem dann hilfreich, wenn nur sehr wenig oder kein Zervixschleim vorhanden ist, die Beobachtung gestört oder aus anderen Gründen nicht auswertbar ist (Abb. 27 und 28).

Der Gebärmutterhals, von manchen auch Muttermund genannt, unterliegt ebenso wie Zervixschleim und Temperatur zyklischen Veränderungen. Sie können durch eine Selbstuntersuchung festgestellt werden.
- Direkt nach der Menstruation ist der Gebärmutterhals geschlossen und hart und ragt tief in die Scheide hinein, sodass er mit dem Finger relativ gut zu ertasten ist.
- Rückt der Eisprung näher, wird der Gebärmutterhals weich, öffnet sich leicht und steigt etwas höher, sodass er manchmal kaum noch erreicht werden kann.
- Nach dem Eisprung schließt er sich wieder, wird hart und steht tiefer.

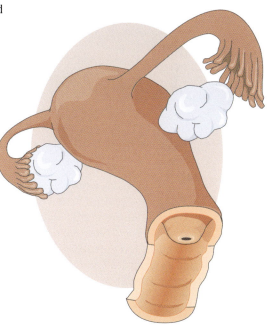

▶ Abb. 27. Die inneren Geschlechtsorgane der Frau: die Scheide ist so angeschnitten, dass man den Gebärmutterhals, der in sie hineinragt, sehen kann.

Körperzeichen beobachten und deuten

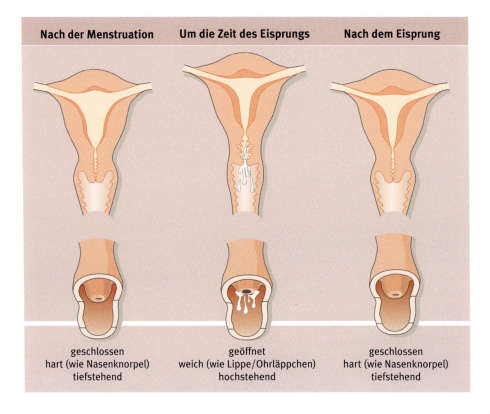

▲ Abb. 28. Veränderungen des Gebärmutterhalses im Zyklus.

Selbstuntersuchung

Für die Selbstuntersuchung empfiehlt sich folgendes Vorgehen: Beginnen Sie mit der Untersuchung des Gebärmutterhalses direkt nach dem Ende der Menstruationsblutung. Das erleichtert es Ihnen, die Veränderungen im Laufe des Zyklus kennen zu lernen und einzuordnen. Untersuchen Sie den Gebärmutterhals einmal täglich in der gleichen Position und immer mit demselben Finger. Es geht leichter, wenn Sie dabei eine leicht gebeugte Haltung einnehmen. Sie können stehen und einen Fuß auf Stuhl- oder Badewannenrand stellen, oder hocken, sitzen oder liegen und dabei die Beine etwas anziehen.

Führen Sie nach dem Entleeren der Blase ein oder zwei saubere Finger (Zeige- und

Veränderungen des Gebärmutterhalses

Mittelfinger) in die Scheide ein und bewegen Sie sie nach hinten und oben (Abb. 29). Versuchen Sie mit kreisenden Bewegungen den Muttermund zu ertasten und seine Beschaffenheit zu erfühlen. Er ragt kugelig oder zapfenförmig in die Scheide hinein und fühlt sich im Gegensatz zu den rauen Scheidenwänden glatt an. Versuchen Sie anschließend, die grübchenförmige Öffnung des Muttermundes, den Eingang in den Gebärmutterhals, zu finden und den Öffnungsgrad zu beurteilen. Bei einer Frau, die bereits geboren hat, ist die Öffnung möglicherweise schlitzförmig und nie ganz geschlossen.

Nun bewegen Sie Ihren Finger wieder auf den Rand des Gebärmutterhalses zu und beurteilen Sie dessen unterschiedlichen Zustand nach den Kriterien „hart" oder „weich". Der Gebärmutterhals kann sich hart – wie der Nasenknorpel – oder weich – wie die Lippen oder das Ohrläppchen – anfühlen.

In bestimmten Fällen kann die Selbstuntersuchung des Gebärmutterhalses erschwert sein, wenn er beispielsweise durch Operationen vernarbt ist oder nach Geburten ausgeprägte Risse aufweist. Wenn Sie den Gebärmutterhals nur schwer erreichen, dann können Sie mit einer Hand gegen den Unterbauch drücken und damit die Gebärmutter dem untersuchenden Finger entgegenbewegen.

Zum Schluss können Sie Zervixschleim direkt aus dem Muttermund entnehmen. Dazu drücken Sie den Gebärmutterhals mit zwei Fingern leicht zusammen und

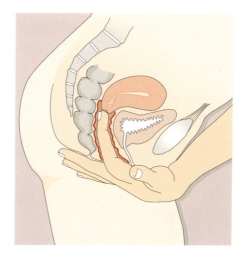

▲ **Abb. 29.** Längsschnitt durch das weibliche Becken und Handhaltung bei der Selbstuntersuchung.

führen die Finger anschließend in geschlossener Position aus der Scheide heraus. Den zwischen den Fingern haftenden Schleim beurteilen Sie nach den bekannten Kriterien (siehe S. 43). Erfahrungsgemäß ist es am günstigsten, sich für eine der beiden Möglichkeiten zu entscheiden und diese beizubehalten. Nicht jede Frau kann immer alle Veränderungen des Gebärmutterhalses beobachten. Manche erfassen möglicherweise nur Öffnungsgrad und Festigkeit. Dies ist durchaus ausreichend.

Wenn Sie irgendwelche Veränderungen tasten, die Sie sich nicht erklären können, sollten Sie dies von einem Frauenarzt oder einer Frauenärztin abklären lassen.

Eintragung ins Zyklusblatt

Die Beobachtungen der Selbstuntersuchung werden auf dem Zyklusblatt unten in die Rubrik „Gebärmutterhals" eingetragen (Abb. 30).

Öffnung. Benutzen Sie je nach Öffnungsgrad folgende Symbole:

geschlossen   ●

teilweise geöffnet   ○

vollständig geöffnet   ◯

Lage. Unterscheiden Sie in der gleichen Spalte durch entsprechende Eintragungen, ob der Gebärmutterhals tiefer oder höher steht.

Festigkeit. Tragen Sie je nach Beschaffenheit des Gebärmutterhalses in die Spalte „Festigkeit" hart (h) oder weich (w) ein.

		36,0																							
		Zyklustag	1	2	3	4	5	6	7	8	9	10	11	12	13	14	15	16	17	18	19	20	21	22	23
	Datum:																								
		Blutung																							
Zervixschleim		Empfinden/ Fühlen																							
		Aussehen																							
Gebärmutterhals		Lage + Öffnung						●	●	●	●	○	○	◯	◯	◯	○	●	●	●					
		Festigkeit						hart	hart	hart	hart	weich	weich	weich	weich	weich	weich	hart	hart	hart					
		Verkehr																							
		Fruchtbare Tage																							

▲ Abb. 30. Eintragung der Beobachtung bei der Selbstuntersuchung des Gebärmutterhalses.

Andere Zeichen im Zyklus

Die weiteren möglichen Körperzeichen, die im Folgenden kurz beschrieben werden, können zwar nicht streng nach Regelwerk ausgewertet werden, stützen aber die Methodik und bestärken Sie in Ihrem Körpergefühl.

Brustsymptom

Viele Frauen merken, dass sich ihre Brust im Laufe des Zyklus verändert. Sie wird voller, schwerer, größer oder auch empfindlicher. Meist ist damit ein leichtes Ziehen, Stechen oder Kribbeln verbunden, es kann aber auch ein außerordentlich schmerzhaftes Spannungsgefühl auftreten.

Vereinzelt tritt das Brustsymptom schon um die Zeit des Eisprungs auf, meistens aber entwickelt es sich erst in der zweiten Zyklushälfte (Progesteronphase), nimmt bis zur Menstruation weiter zu und klingt mit Beginn der Blutung rasch wieder ab. Das Brustsymptom tritt nicht so häufig und vor allem nicht regelmäßig genug auf, um es für die Bestimmung der unfruchtbaren Phase nach dem Eisprung nutzen zu können. Manchen Frauen liefert es jedoch zusätzliche Informationen über das Zyklusgeschehen und bestätigt die Auswertung von Zervixschleim und Temperatur.

Tragen Sie das Brustsymptom im Zyklusblatt mit einem „B" über der Temperaturkurve ein (siehe Abb. 49, S. 80).

Mittelschmerz

Viele Frauen nehmen ein weiteres Fruchtbarkeitszeichen wahr, den so genannten Mittelschmerz. Er wird sehr unterschiedlich beschrieben. Manche bemerken einen nicht lokalisierbaren Schmerz im Unterbauch, der einen oder mehrere Tage lang dauert. Bei anderen setzt er plötzlich ein und hält einige Sekunden oder Minuten, manchmal auch Stunden an und ist gut im rechten oder linken Unterbauch abgrenzbar. Ein regelmäßiges Abwechseln zwischen der rechten oder linken Seite ist meist nicht zu erkennen. Der Mittelschmerz kann auch in Rücken, Beine und Dammbereich ausstrahlen.

Die Ursachen des Mittelschmerzes sind bis heute nicht genau bekannt. Es spricht viel

KÖRPERZEICHEN BEOBACHTEN UND DEUTEN

dafür, dass dieses Ereignis durch eine Kapselspannung des wachsenden Eibläschens ausgelöst wird. Aber auch andere Ursachen wie z. B. eine schmerzhafte Reizung des Bauchfells werden diskutiert.

Welchen Nutzen hat der Mittelschmerz für die Natürliche Familienplanung? Der Mittelschmerz steht in engem zeitlichen Zusammenhang mit dem Eisprung, kann aber auf keinen Fall – wie es häufig geschieht – mit dem Zeitpunkt des Eisprungs gleichgesetzt werden. Er kann nämlich bereits wenige Tage vor, aber auch noch nach dem Eisprung auftreten. Er ist jedoch ein zusätzliches Zeichen der fruchtbaren Zeit und kann die übrigen Beobachtungen (Zervixschleim, Gebärmutterhals und Temperaturverlauf) bestätigen. Besonders Paare mit Kinderwunsch sollten auf den Mittelschmerz achten, da in dieser Zeit die Empfängniswahrscheinlichkeit deutlich erhöht ist.

Der Mittelschmerz wird über der Temperaturkurve mit der Abkürzung „M" eingetragen (siehe Abb. 49, S. 80).

Zwischenblutung

Manche Frauen beobachten gelegentlich in der fruchtbaren Zeit eine so genannte Zwischenblutung, die verschieden stark sein kann. Meist ist sie nur als leichte, rötliche oder bräunliche Verfärbung des Zervixschleims zu beobachten. Selten tritt sie als mehrtägige Blutung auf, die – ohne Kontrolle der Aufwachtemperatur – mit einer Periodenblutung verwechselt werden kann.

Die Zwischenblutung tritt in engem zeitlichen Zusammenhang zum Eisprung auf und wird vorwiegend mit natürlichen Hormonschwankungen um diese Zeit erklärt.

Sie wird im Zyklusblatt in der Zeile „Blutung" – je nach Stärke – mit Punkten oder Strichen eingetragen (siehe Abb. 12, S. 38).

Weitere Zeichen

Im Laufe des Zyklus beobachten manche Frauen noch verschiedene andere Veränderungen, die sie mit zunehmender Erfahrung einzelnen Zyklusphasen zuordnen können. Beschrieben werden: Hauterscheinungen (Akne, Juckreiz, Anfärben des Goldringes usw.), Fettigwerden der Haare, Gewichtsschwankungen, Wassereinlagerungen, Spannungsgefühl im Bereich der Schamlippen, verstärkter Harndrang, Blähungen, Verstopfung oder Durchfall, Stimmungsschwankungen, Abgeschlagenheit

ANDERE ZEICHEN IM ZYKLUS

oder Tatendrang, veränderte körperliche Leistungsfähigkeit, gesteigertes oder vermindertes Bedürfnis nach Sexualkontakt. Beim Kennenlernen des eigenen Körpers wird jede Frau unterschiedliche Beobachtungen machen können. Tragen Sie solche Beobachtungen auf dem Zyklusblatt in der Spalte „Besonderheiten" ein.

Veränderungen der Libido

Gerade in der fruchtbaren Zeit haben manche Frauen eine vermehrte Libido. Wissenschaftliche Studien haben immer wieder versucht, diesem Phänomen auf die Spur zu kommen und vielfältige Untersuchungen an Frauen durchgeführt. Die Ergebnisse sind teilweise sehr widersprüchlich.

Klar scheint zu sein, dass in der Östrogen betonten Phase um den Eisprung die hormonelle Stimulation sich positiv auf die weibliche Libido auswirkt. Andererseits scheinen aber die partnerschaftliche Konstellation, eine stimmungsvolle Atmosphä-

re, nachhaltiges Umwerben und Flirten, aber auch Beziehungsprobleme, familiäre und berufliche Belastungen von ähnlichem Gewicht zu sein, so dass letztlich die Libido von vielen verschiedenen Faktoren beeinflusst wird und abhängig ist.

Probieren geht über Studieren. Lassen Sie sich auf die Erfahrungen mit der Natürlichen Familienplanung ein und entdecken Sie, was Ihrem Lebensgefühl und Ihrer Freude am Miteinander am ehesten entspricht. Nur so können Sie Ihre Antwort finden.

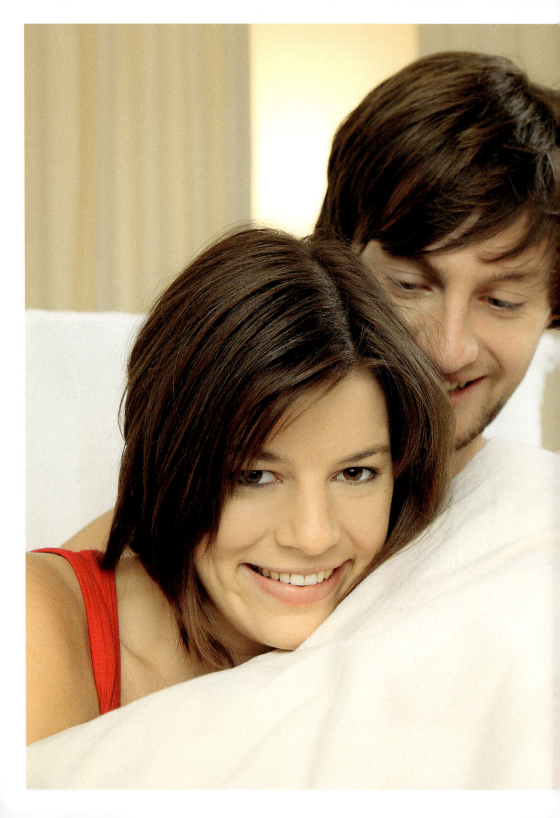

Die Methode – sensiplan®

Sensiplan ist eine symptothermale Methode. Die beobachteten Zeichen der Fruchtbarkeit – Basaltemperatur und Zervixschleim oder auch Gebärmutterhals – werden in ein Zyklusblatt eingetragen und die fruchtbare Phase sowie die unfruchtbaren Zyklusphasen nach dem Regelwerk von Sensiplan in „doppelter Kontrolle" bestimmt.

DIE METHODE – SENSIPLAN®

Wie funktioniert die Methode?

Die fruchtbare Phase sowie die unfruchtbaren Phasen werden in doppelter Kontrolle von Basaltemperatur und Zervixschleim im aktuellen Zyklus bestimmt und ins Zyklusblatt eingetragen. Dazu erfolgt die Auswertung der Beobachtungen nach einem festen Regelwerk. Anstelle der Zervixschleimbeobachtung können auch die zyklischen Veränderungen des Gebärmutterhalses beobachtet werden.

Mit den im vorangegangenen Kapitel beschriebenen Zeichen, dem Zervixschleim und der Temperatur, lassen sich drei Phasen im Zyklus unterscheiden:
- die unfruchtbare Phase am Zyklusanfang,
- die sich daran anschließende fruchtbare Phase und
- schließlich die unfruchtbare Phase nach dem Eisprung.

Eine exakte Bestimmung des Zeitpunkts des Eisprungs selbst ist allerdings nicht möglich. Das ist für eine sichere Empfängnisregelung aber auch nicht nötig.

Die unfruchtbare Phase nach dem Eisprung

Am einfachsten ist für eine Anfängerin, das Ende der fruchtbaren Zeit zu bestimmen.

Mit Zervixschleimbeobachtung und Temperaturaufzeichnungen liegen zwei Informationen über den Zyklus vor, die sich gegenseitig ergänzen und absichern. Deshalb wird bei der symptothermalen Methode das Ende der fruchtbaren Zeit zum einen durch den Temperaturanstieg und zum anderen mithilfe des Umschwungs in der Zervixschleimqualität festgestellt. Dieses Prinzip der doppelten Kontrolle macht die Verlässlichkeit der Methode aus.

Wie wird der Temperaturanstieg ausgewertet?

Wenn ein Zyklus abgeschlossen ist, lassen sich meistens Temperaturanstieg und -hochlage problemlos optisch erkennen. Für die Anwendung interessiert jedoch eine Auswertung im laufenden Zyklus.

Wie funktioniert die Methode?

▌ Regel
Ein Temperaturanstieg hat dann stattgefunden, wenn sich drei aufeinander folgende Messwerte finden, die alle höher sind als die sechs vorangegangenen Messwerte, wobei die 3. höhere Messung mindestens $^2/_{10}$ °C (= 2 Kästchen im Zyklusblatt) über dem höchsten der vorangegangenen sechs niedrigen Temperaturwerte liegen muss.

Wie gehen Sie vor?
Vergleichen Sie Tag für Tag jeden neuen Temperaturwert mit den jeweils sechs vorangegangenen Werten. „Gestörte" Temperaturwerte werden dabei ausgeklammert und nicht berücksichtigt. Suchen Sie den Messwert im Temperaturverlauf, der erstmals höher liegt als jeder der Temperaturwerte, die an den sechs vorangegangenen Tagen gemessen wurden. Zur Verdeutlichung wird durch den höchsten der sechs niedrigen Werte eine Hilfslinie gezogen (Abb. 31).

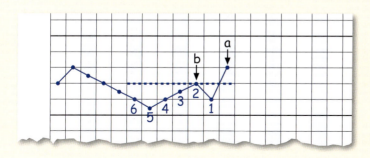

◀ Abb. 31. Das ist die erste höhere Messung (a). Das ist der höchste der sechs niedrigen Werte (b).

Auch der Messwert des folgenden Tages muss höher liegen als jeder der sechs niedrigen Messwerte (Abb. 32).

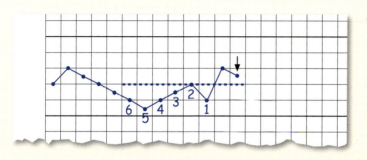

◀ Abb. 32. Das ist die zweite höhere Messung.

Die Methode – sensiplan®

Am dritten Tag gilt eine besondere Bedingung: Der Temperaturwert muss mindestens $^2/_{10}$ °C (= 2 Kästchen) höher sein als der höchste der sechs niedrigen Messwerte. Prüfen Sie mit der Hilfslinie, die durch den höchsten der sechs niedrigen Werte gezogen wird, ob die Bedingung erfüllt ist (Abb. 33).

▶ **Abb. 33.** Das ist die dritte höhere Messung ($^2/_{10}$ °C = 2 Kästchen) höher als der höchste der 6 niedrigen Werte.

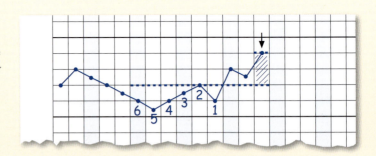

Ist die Bedingung für die dritte höhere Messung erfüllt, dann umranden Sie die drei höheren Messungen auf dem Zyklusblatt. Damit ist die Temperaturauswertung abgeschlossen (Abb. 34).

▶ **Abb. 34.** Auswertung der Temperaturkurve

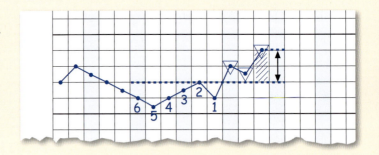

Wie funktioniert die Methode?

▌ Ausnahmeregel 1 zur Temperatur

Ist der 3. Temperaturwert keine $^2/_{10}\,°C$ (=2 Kästchen) höher, muss ein 4. Temperaturwert abgewartet werden. Dieser muss ebenfalls höher als die sechs vorangegangenen niedrigen Werte sein, d. h. über der Hilfslinie liegen, aber nicht unbedingt $^2/_{10}\,°C$ höher sein (Abb. 35).

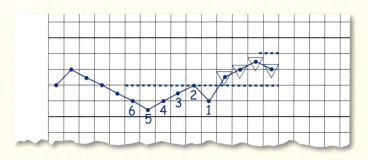

◀ Abb. 35. Auswertung der Temperaturkurve nach Ausnahmeregel 1.

▌ Ausnahmeregel 2 zur Temperatur

Zwischen den drei erforderlichen höheren Messungen kann eine unter oder auf die Hilfslinie fallen. Dieser Wert darf nicht berücksichtigt werden und wird deshalb nicht umrandet (Abb. 36).

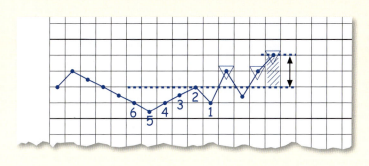

◀ Abb. 36. Auswertung der Temperaturkurve nach Ausnahmeregel 2.

Ausnahmeregel 1 und 2 dürfen nicht miteinander kombiniert werden. Ist eine Auswertung nach den aufgeführten Regeln nicht möglich, muss weiter nach einem Temperaturanstieg gesucht werden.

DIE METHODE – SENSIPLAN®

Wie wird der Höhepunkt des Zervixschleimsymptoms ausgewertet?

Zunächst bestimmen Sie den Höhepunkt des Zervixschleimsymptoms und kennzeichnen ihn mit einem H über der Zervixschleimabkürzung (siehe Regel S. 45). Danach warten Sie noch drei Tage ab. Kennzeichnen Sie diese Tage mit 1–2–3 (Abb. 37).

▍Regel
Am Abend des 3. Tages nach dem Höhepunkt des Zervixschleimsymptoms ist die Auswertung des Zervixschleimsymptoms abgeschlossen.

▶ Abb. 37. Die drei Tage nach dem Zervixschleimhöhepunkt werden nummeriert.

▍Sonderregel 1
Wenn innerhalb der Zählung „1–2–3" Zervixschleim der gleichen Kategorie wie am Höhepunkt wiederkehrt, muss mit der Auswertung des Zervixschleimsymptoms neu begonnen werden (Abb. 38).

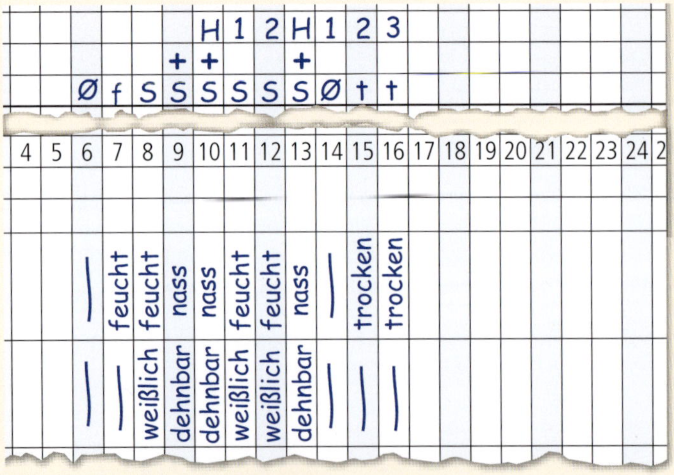

▶ Abb. 38. Gleiche Zervixschleimqualität innerhalb der Zählung „1–2–3".

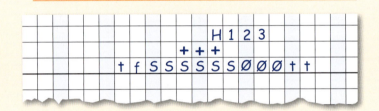

Wie funktioniert die Methode?

Sonderregel 2

Tritt nach abgeschlossener Zervixschleimauswertung, aber vor abgeschlossener Temperaturauswertung wieder Zervixschleim der gleichen Kategorie wie am Höhepunkt auf, so muss mit der Auswertung des Zervixschleimsymptoms neu begonnen werden (Abb. 39).

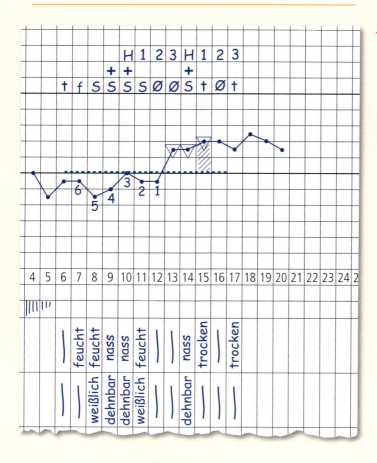

◀ Abb. 39. Erneutes Auftreten von Zervixschleim der gleichen Qualität vor Abschluss der Temperaturauswertung.

Die Methode – sensiplan®

Beginn der unfruchtbaren Phase nach dem Eisprung

Wenn die Auswertung von Temperatur und Zervixschleim abgeschlossen ist, wird der Beginn der unfruchtbaren Zeit nach dem Eisprung in doppelter Kontrolle bestimmt.

▌ Regel

Die unfruchtbare Zeit nach dem Eisprung beginnt entweder am Abend des 3. Tages nach dem Höhepunkt des Zervixschleimsymptoms oder am Abend des 3. Tages der erhöhten Temperatur, je nachdem, welches von beiden später kommt (Abb. 40 und 41).

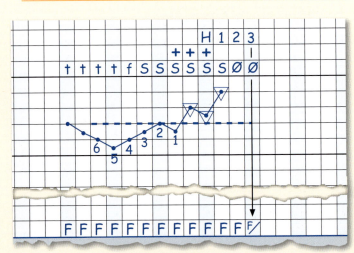

▶ Abb. 40. Die unfruchtbare Zeit nach dem Eisprung beginnt hier am Abend des 3. Tages nach dem Höhepunkt des Zervixschleimsymptoms: denn der 3. Tag nach dem Zervixschleimhöhepunkt kommt später als die 3. höhere Messung.

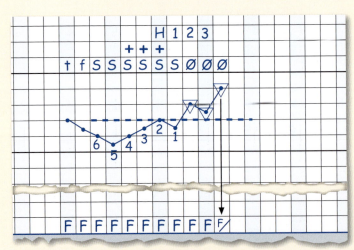

▶ Abb. 41. Die unfruchtbare Zeit nach dem Eisprung beginnt hier am Abend des 3. Tages der erhöhten Temperatur: denn die 3. höhere Messung kommt später als der 3. Tag nach dem Zervixschleimhöhepunkt.

Wie funktioniert die Methode?

Nach abgeschlossener doppelter Kontrolle ist ein erneut auftretendes Zervixschleimsymptom, gleich welcher Qualität, bedeutungslos (Abb. 42). Wenn sich in einem Zyklus einmal ohne äußeren Anlass das Zervixschleimsymptom auffällig anders als bisher gewohnt entwickelt (z. B. ungewöhnlich wenig Zervixschleim oder nur Zervixschleim der S-Qualität) und/oder auch das Temperaturniveau deutlich vom bisher gewohnten abweicht (z. B. Auswertung möglich, aber vom Niveau her noch in der Tieflage), dann sollten Sie den weiteren Verlauf sicherheitshalber erst einmal beobachten und gegebenenfalls später auswerten.

Eintragung ins Zyklusblatt

Nach Abschluss der doppelten Kontrolle tragen Sie den Beginn der unfruchtbaren Zeit nach dem Eisprung auf dem Zyklusblatt in der Spalte „Fruchtbare Tage" mit dem Zeichen F/ ein. Dieses Zeichen bedeutet, dass am Abend dieses Tages die fruchtbare Zeit zu Ende ist (Abb. 40 bis 42).

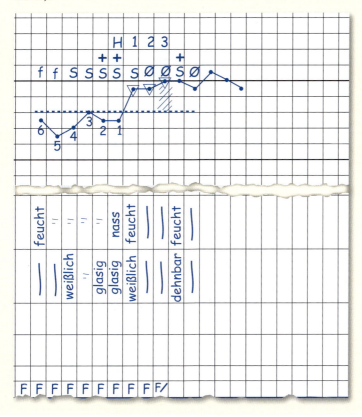

◀ Abb. 42. Nach Abschluss der Auswertung ist das erneute Auftreten von S̱-Zervixschleim ohne Bedeutung.

DIE METHODE – SENSIPLAN®

In der vorletzten Zeile tragen Sie den Verkehr ein, üblicherweise mit einem „X". Geschützter Verkehr (z. B. mit Kondom) wird ebenfalls vermerkt, und zwar mit „(X)" (Abb. 59 a, S. 111).

Die unfruchtbare Phase am Zyklusanfang

Die unfruchtbare Phase am Zyklusanfang ist schwieriger einzugrenzen als die unfruchtbare Zeit nach dem Eisprung. Es gilt aber auf jeden Fall:

▌ Regel

Eine unfruchtbare Phase am Zyklusanfang darf nur dann angenommen werden, wenn im vorausgehenden Zyklus eine nach den Regeln auswertbare Temperaturhochlage vorgelegen hat (siehe S. 66 f.).

Wie bereits dargestellt, wird die einsetzende Fruchtbarkeit durch das Auftreten von Zervixschleim angezeigt. Da für manche Frauen dieser Zervixschleim erst wenige Tage vor dem Eisprung bemerkbar wird, ist es nicht sicher genug, sich allein auf das Zervixschleimsymptom zu verlassen, um damit den Beginn der fruchtbaren Zeit zu bestimmen. Deshalb wird auch am Zyklusanfang die unfruchtbare Zeit nach dem Prinzip der doppelten Kontrolle bestimmt. Sie besteht aus der Zervixschleimbeobachtung und der so genannten Minus-8-Regel bzw. 5-Tage-Regel.

Die Minus-8-Regel

Wir wissen heute, dass der Eisprung bis zu zwei Tagen vor der 1. höheren Messung stattfinden kann. Die Spermien können im optimalen Zervixschleimmilieu bis zu fünf Tagen befruchtungsfähig bleiben. So sind die sieben Tage vor dem Temperaturanstieg grundsätzlich als fruchtbar anzusehen. Der 8. Tag vor der frühesten ersten höheren Messung ist daher der letzte unfruchtbare Tag am Zyklusanfang (Abb. 43).

Bei der einzelnen Frau kann der Zeitpunkt des Eisprungs von Zyklus zu Zyklus um mehrere Tage schwanken. Um diese Schwankungsbreite zu erfassen, darf die Minus-8-Regel erst angewendet werden, wenn die 1. höhere Messung aus mindestens 12 Zyklen vorliegt.

Wie funktioniert die Methode?

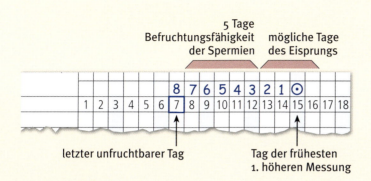

◀ Abb. 43. So setzen sich die 8 Tage zusammen, die vom Tag der frühesten 1. höheren Messung abgezogen werden.

▌ Regel
Der letzte unfruchtbare Tag am Zyklusanfang ist der Tag der frühesten 1. höheren Messung aus mindestens 12 Temperaturzyklen minus 8. Sollte jedoch bereits vorher Zervixschleim gesehen oder „feucht" empfunden werden, so beginnt ab sofort die fruchtbare Zeit. Dem Prinzip der doppelten Kontrolle entsprechend gilt hier: „was immer zuerst kommt".

Es hat sich gezeigt, dass eine Vorverlagerung der 1. höheren Messung, wenn sie auftritt, kein einmaliges Ereignis ist, sondern sich mit großer Wahrscheinlichkeit wiederholt. Außerdem besteht eine Tendenz, dass sich im Laufe des Lebens die erste Zyklusphase verkürzt. Deshalb werden für die Minus-8-Regel alle vorliegenden 1. höheren Messungen berücksichtigt.

Eintragung ins Zyklusblatt
In jedem neuen Zyklus wird die voraussichtliche unfruchtbare Phase am Zyklusanfang auf folgende Weise ermittelt und im Zyklusblatt vermerkt:
Tragen Sie am ersten Zyklustag die früheste 1. höhere Messung aus den vorangegangenen Zyklen in der rechten Spalte ein. Dann ziehen Sie davon 8 Tage ab. So erhalten Sie die unfruchtbaren Tage am Zyklusanfang. Markieren Sie diese durch einen dicken Strich. Kennzeichnen Sie anschließend den nachfolgenden ersten Tag der fruchtbaren Phase in der Spalte „fruchtbare Tage" mit einem „F" (Abb. 44).

DIE METHODE – SENSIPLAN®

▶ **Abb. 44.** Zu Beginn eines neuen Zyklus wird die unfruchtbare Zeit am Zyklusanfang nach der Minus-8-Regel bestimmt und ins Zyklusblatt eingetragen.

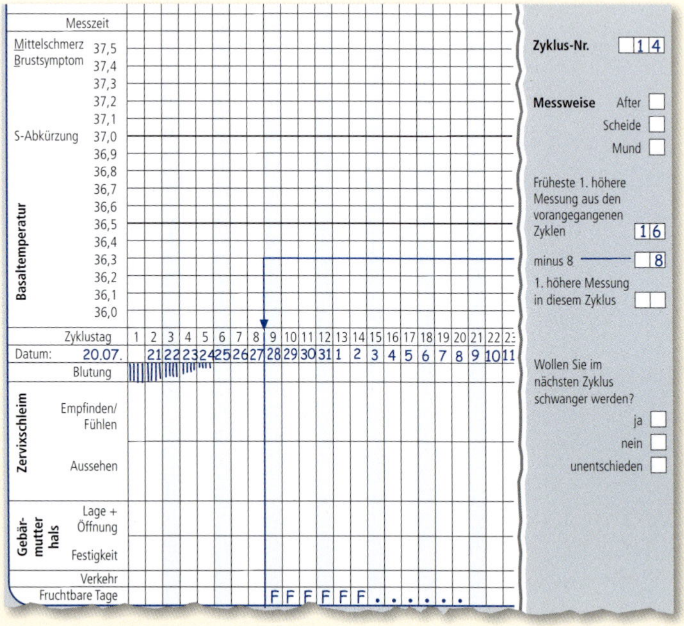

▶ **Abb. 45.** In diesem Zyklus tritt Zervixschleim bereits am 7. Tag auf. Nach dem Prinzip der doppelten Kontrolle von Zervixschleimsymptom und Minus-8-Regel („was immer zuerst kommt"), muss ab sofort »fruchtbar« angenommen werden.

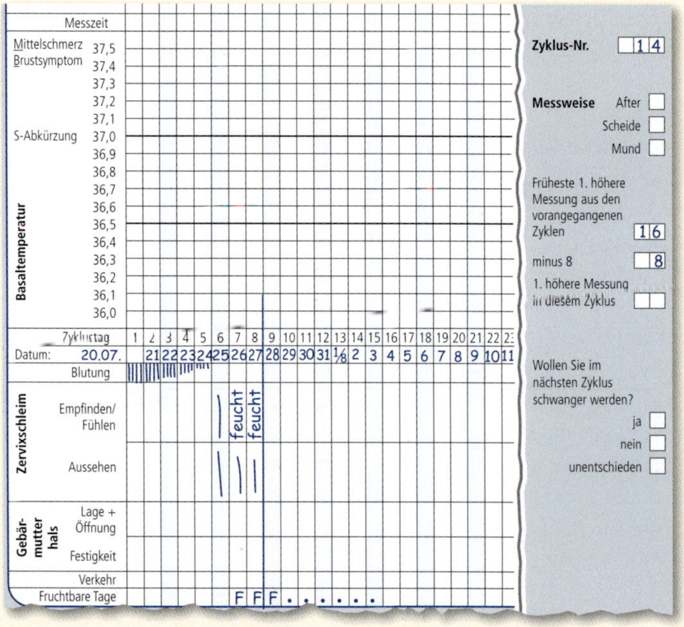

Wie funktioniert die Methode?

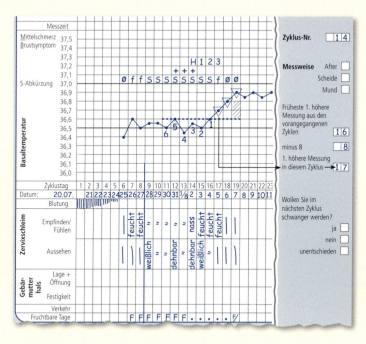

Abb. 46. Die erste höhere Messung ist in diesem Zyklus am 17. Zyklustag. Sie wird in die rechte Spalte eingetragen.

Tritt Zervixschleim früher auf, beginnt die fruchtbare Phase nach dem Prinzip: „was immer zuerst kommt" (doppelte Kontrolle), ab sofort (Abb. 45).

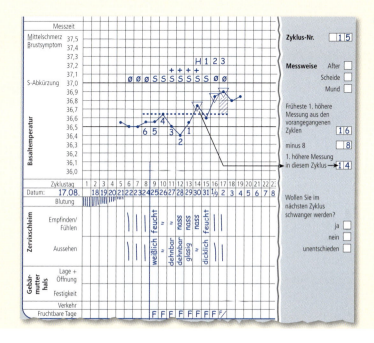

Abb. 47. In diesem Zyklus ist es zu einer Vorverlagerung der 1. höheren Messung auf den 14. Zyklustag gekommen. Dies muss im nächsten Zyklusanfang nach der Minus-8-Regel beachtet werden (14−8 = 6). Dann können die ersten 6 Zyklustage als unfruchtbar angenommen werden, vorausgesetzt, es wird vorher kein Zervixschleim beobachtet.

77

Wenn die Temperaturauswertung im laufenden Zyklus abgeschlossen ist, tragen Sie die erste höhere Messung dieses Zyklus ebenfalls in die Spalte rechts ein (Abb. 46).

In jedem Zyklus müssen Sie darauf achten, ob die erste höhere Messung früher als in den vorausgegangenen Zyklen auftritt (Abb. 47). Ist dies der Fall, muss sie im nächsten Zyklusblatt als „früheste erste höhere Messung aus den vergangenen Zyklen" in der rechten Spalte eingetragen und die Minus-8-Regel entsprechend neu berechnet werden.

Für Einsteiger: Die 5-Tage-Regel

Wenn Sie mit der symptothermalen Methode beginnen, müssen Sie im ersten Zyklus zunächst Fruchtbarkeit von Anfang an annehmen, da Sie nicht wissen, ob es im vorausgegangenen Zyklus eine Temperatur-hochlage gegeben hat.

Solange noch keine 12 Temperaturzyklen vorliegen, aus denen die früheste erste höhere Messung bestimmt werden könnte, können Sie die Minus-8-Regel noch nicht anwenden. Für Sie gilt die 5-Tage-Regel (Abb. 48).

▌ Regel

Die ersten 5 Tage im Zyklus können als unfruchtbar angenommen werden.

Sollte jedoch bereits vorher Zervixschleim beobachtet oder „feucht" empfunden werden, so beginnt nach dem Prinzip der doppelten Kontrolle ab sofort die fruchtbare Zeit.

Sollte die früheste erste höhere Messung bereits während der ersten 12 Zyklen einmal am 12. Tag oder früher auftreten, so gelten nicht mehr „die ersten 5 Tage", sondern ab sofort „die früheste erste höhere Messung minus 8"

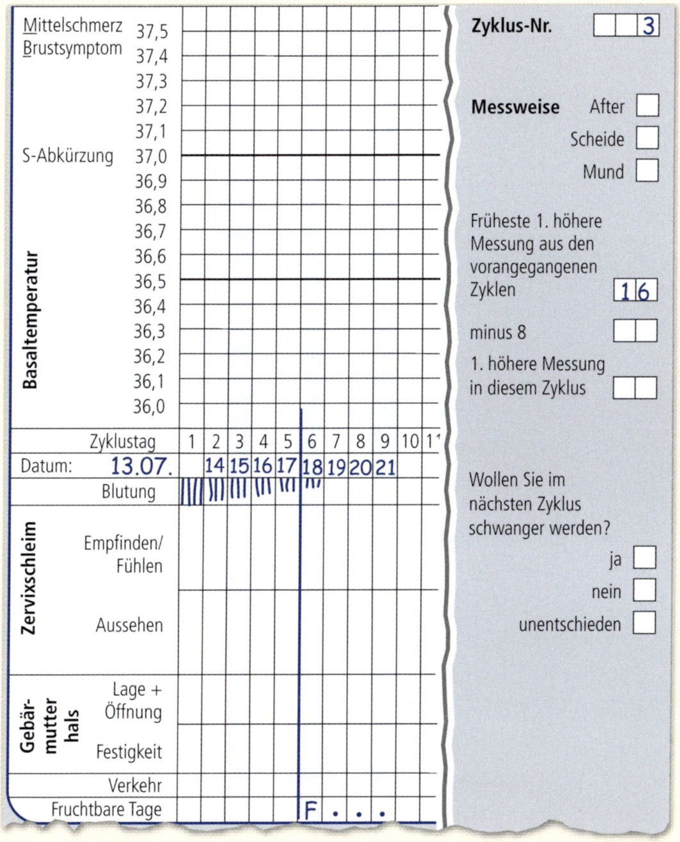

WIE FUNKTIONIERT DIE METHODE?

		1	2	3	4	5	6	7	8	9	10	1'
Mittelschmerz	37,5											
Brustsymptom	37,4											
	37,3											
	37,2											
	37,1											
S-Abkürzung	37,0											
	36,9											
	36,8											
	36,7											
	36,6											
	36,5											
	36,4											
	36,3											
	36,2											
	36,1											
	36,0											
Zyklustag		1	2	3	4	5	6	7	8	9	10	1'
Datum:	13.07.	14	15	16	17	18	19	20	21			
Blutung												
Empfinden/ Fühlen												
Aussehen												
Lage + Öffnung												
Festigkeit												
Verkehr												
Fruchtbare Tage						F	•	•	•			

(Basaltemperatur; Zervixschleim; Gebärmutterhals)

Zyklus-Nr.   3

Messweise   After ☐
    Scheide ☐
    Mund ☐

Früheste 1. höhere Messung aus den vorangegangenen Zyklen   1 6

minus 8

1. höhere Messung in diesem Zyklus

Wollen Sie im nächsten Zyklus schwanger werden?

   ja ☐
   nein ☐
unentschieden ☐

◀ **Abb. 48.** Die Anfängerin (hier 3. Zyklus) bestimmt die unfruchtbare Zeit am Zyklusanfang nach der 5-Tage-Regel und markiert sie im Zyklusblatt mit einem Strich.

Für die Anfängerin gilt: Während der ersten 12 Zyklen können Sie nur die ersten 5 Zyklustage als unfruchtbar annehmen, vorausgesetzt, dass Sie erstens bisher keinen Temperaturanstieg am 12. Tag oder früher beobachtet haben und dass zweitens im aktuellen Zyklus das Zervixschleimsymptom nicht vor dem Ende des 5. Zyklustages auftritt (Abb. 49, 50). Eine Verlängerung der unfruchtbaren Phase am Zyklusanfang ist erst dann möglich, wenn 12 Temperaturzyklen vorliegen und sich aus der Minus-8-Regel mehr als 5 unfruchtbare Tage für den Zyklusanfang ergeben.

Die Methode – Sensiplan®

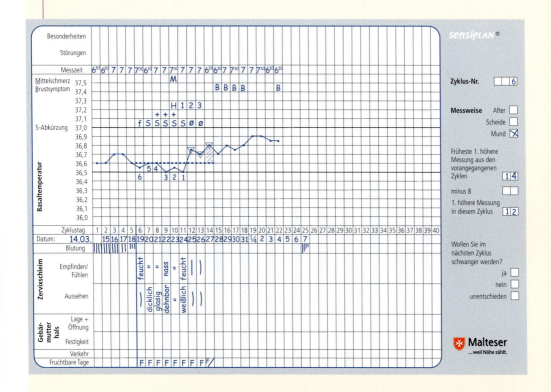

▲ **Abb. 49.** Zyklusblatt einer Anfängerin im 6. Zyklus. Die unfruchtbare Phase am Zyklusanfang wurde nach der 5-Tage-Regel in doppelter Kontrolle mit dem Zervixschleimsymptom bestimmt. Die fruchtbare Phase beginnt am 6. Zyklustag und endet am Abend des 14. Zyklustages. Die erste höhere Messung war hier bereits am 12. Zyklustag, so dass ab dem nächsten Zyklus die unfruchtbare Phase am Zyklusanfang nicht mehr mit der 5-Tage-Regel, sondern ab sofort mit der Minus-8-Regel (12−8 = 4) bestimmt werden muss: Im nächsten Zyklus können nur noch die ersten 4 Tage als unfruchtbar angenommen werden.

Wie funktioniert die Methode?

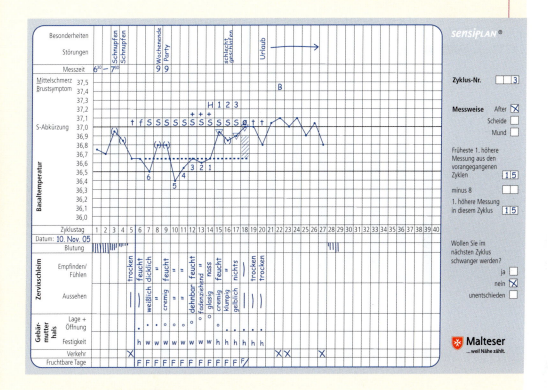

▲ Abb. 50. 3. Zyklusblatt von Simone N., die erst vor kurzem mit der Anwendung begonnen hat. Komplette Auswertung: Für Simone N. gilt die 5-Tage-Regel. Demnach sind die ersten fünf Tage unfruchtbar, zumal auch kein Zervixschleimsymptom beobachtet wurde. Schnupfen, Spätaufstehen und Party am Wochenende stören die Aufwachtemperatur deutlich und werden ausgeklammert. Da auch der Temperaturwert am 17. Zyklustag aufgrund von »schlecht geschlafen« erhöht sein könnte, muss Simone N. als Anfängerin diesen Wert ausklammern. Sollte sich später, wenn Simone N. mehr Erfahrung gesammelt hat, herausstellen, dass sich bei ihr »schlecht geschlafen« nicht auf die Temperatur auswirkt, braucht sie ihn in einem solchen Fall nicht mehr auszuklammern. Die unfruchtbare Zeit nach dem Eisprung beginnt am Abend des 18. Zyklustages. Der Urlaub braucht deshalb als mögliche Störung nicht mehr berücksichtigt zu werden.

DIE METHODE – SENSIPLAN®

Sonderregel bei vorliegendem Menstruations-kalender: Die Minus-20-Regel

Lediglich 5 Tage Unfruchtbarkeit am Zyklusanfang annehmen zu können, bedeutet für manche Frauen – im Nachhinein betrachtet – eine unnötig lange fruchtbare Zeit. Für diejenigen Frauen, die vor der Anwendung einen Menstruationskalender geführt haben, gibt es die Möglichkeit, die unfruchtbare Zeit am Zyklusanfang u. U. etwas zu ver-längern. Dazu wird ein Stichtag nach der Minus-20-Regel festgelegt.

▎ Sonderregel
Kürzester Zyklus (aus 12 vorangegangenen Zyklen) minus 20 gleich letzter unfruchtbarer Tag am Zyklusanfang.

Beispiel. Aus Ihrem Menstruationskalender ergibt sich, dass der kür-zeste Zyklus länger als 25 Tage war, z. B. 27 Tage. Dann können nach der Minus-20-Regel am Zyklusanfang sieben Tage als unfruchtbar angenommen werden (27 − 20 = 7). Stichtag ist hier der 7. Tag.
Sie dürfen dann in diesem Beispiel, statt der üblichen fünf unfrucht-baren Tage am Zyklusanfang, aufgrund Ihres Menstruationskalenders sieben Tage annehmen, selbstverständlich in doppelter Kontrolle mit dem Zervixschleimsymptom.
Auch hier gilt dieselbe Einschränkung: Sollten sich bereits während der ersten 12 Zyklen nach der Minus-8-Regel weniger unfruchtbare Tage am Zyklusanfang ergeben als nach dem Stichtag, so gilt ab sofort die Minus-8-Regel.

Die Auswertung des Gebärmutterhalses
Bei der Bestimmung von Anfang und Ende der fruchtbaren Zeit kann die Gebärmutterhalsuntersuchung das Zervixschleimsymptom erset-zen. Allerdings führt das bei manchen Frauen zu einer Verlängerung der fruchtbaren Phase.

Regel

- Solange der Gebärmutterhals nach der Menstruation unverändert ist, können Sie Unfruchtbarkeit annehmen, sofern die 5-Tage-Regel oder die Minus-8-Regel nicht bereits Fruchtbarkeit anzeigt (doppelte Kontrolle).

- Sobald irgendeine Veränderung des Gebärmutterhalses in der ersten Zyklusphase auftritt, beginnt die fruchtbare Zeit.
- Ein hoch stehender, weicher, weit geöffneter Gebärmutterhals ist ein Zeichen für die hochfruchtbare Zeit.
- Die unfruchtbare Zeit nach dem Eisprung beginnt am Abend des dritten Tages mit geschlossenem, hartem Gebärmutterhals in doppelter Kontrolle mit der Temperatur (Abb. 51).

Eine Dreifachkontrolle von Temperatur, Zervixschleim und Gebärmutterhals ist nicht notwendig, da sich die Sicherheit dadurch nicht weiter erhöht. Die einzelne Frau kann sich für die Kombination entscheiden, mit der sie mehr Erfahrung hat oder die ihr mehr liegt. Sowohl die Kombination von Temperatur und Zervixschleim als auch von Temperatur und Gebärmutterhals erreichen die gleiche Sicherheit. Die alleinige Kombination von Zervixschleim und Gebärmutterhals reicht für eine sichere Bestimmung von Anfang und Ende der fruchtbaren Zeit nicht aus.

Zervixschleim	Empfinden/ Fühlen															
	Aussehen															
Gebärmutterhals	Lage + Öffnung			•	•	•	•	○	○	○	○	○	○	1 •	2 •	3 •
	Festigkeit			hart	hart	hart	hart	weich	weich	weich	weich	weich	weich	hart	hart	hart
	Verkehr															
Fruchtbare Tage																

▲ Abb. 51. Auswertung der Beobachtung bei der Selbstuntersuchung des Gebärmutterhalses.

DIE METHODE – SENSIPLAN®

Die Sicherheit von sensiplan®

Sensiplan ist eine Mehrzeichenmethode, bei der zwei voneinander unabhängige Symptome sich gegenseitig ergänzen und absichern. Durch die Beobachtung mehrerer Zeichen wird der Zyklus besser interpretierbar, die Anwendung praktikabler und die Auswertung sicherer. Damit wird Sensiplan zu einer echten sicheren Alternative.

Wie wird die Sicherheit einer Familienplanungsmethode bestimmt?

Um die Sicherheit einer Familienplanungsmethode bestimmen und mit der anderer Methoden vergleichen zu können, braucht es einen Maßstab. International gibt es verschiedene Maßstäbe. Der bekannteste und auch am meisten verwendete ist der Pearl-Index.

Pearl-Index. Der Pearl-Index gibt an, wie viele Schwangerschaften entstehen, wenn eine bestimmte Methode 100 so genannte Frauenjahre (ein Frauenjahr entspricht 12 Zyklen), d. h. 1200 Zyklen lang angewandt wird.

Die Sicherheit einer Familienplanungsmethode hängt von zwei Faktoren ab: einmal von der Methode selbst, zum anderen aber auch von der Zuverlässigkeit der Anwender. Man unterscheidet deshalb zwischen Methodensicherheit und Gebrauchssicherheit.

Gebrauchssicherheit. Bei Angaben zur Gebrauchssicherheit werden alle unbeab-

sichtigten Schwangerschaften herangezogen, auch jene, welche durch fehlerhafte Anwendung eingetreten sind (z. B. Vergessen der Pilleneinnahme oder bei natürlichen Methoden Verkehr in der fruchtbaren Zeit).

WISSEN

100 %-ig sicher ist keine Methode

Von 100 Frauen, die regelmäßig ungeschützt, d. h. ohne Verhütungsmittel Verkehr haben, werden innerhalb eines Jahres ca. 80 schwanger. Bei Anwendung verschiedener Verhütungsmethoden wird die Möglichkeit für eine Schwangerschaft in unterschiedlichem Maße verringert, bei manchen nahezu unwahrscheinlich. Hundertprozentig sicher ist jedoch keine Methode.

DIE SICHERHEIT VON SENSIPLAN®

Methodensicherheit. Zur Feststellung der Methodensicherheit werden nur diejenigen unbeabsichtigten Schwangerschaften berücksichtigt, die trotz korrekter Anwendung (z. B. trotz täglicher Pilleneinnahme oder bei natürlichen Methoden ohne Verkehr in der fruchtbaren Zeit) aufgetreten sind.

Wie sicher ist Sensiplan bei richtiger Anwendung?

Wenn ein Paar sich strikt an die Regeln hält, ist die Schwangerschaftsrate äußerst gering. Das zeigen die Daten einer seit 1984 laufenden, offenen Sicherheitsstudie zu Sensiplan. Diese Studie ist Teil eines Forschungsprojektes mit aktuell ca. 1700 NFP-Anwenderinnen und über 40.000 Zyklen, das bis 2005 an der Universität Düsseldorf und seitdem an der Universität Heidelberg durchgeführt wird. Bisher wurden bei 8647 Zyklen, in denen kein Verkehr in der fruchtbaren Phase stattfand, nur drei unbeabsichtigte Schwangerschaften festgestellt, die auf das Versagen von Sensiplan zurückzuführen sind. Das entspricht einer Methodensicherheit von 0,4 (Pearl-Index). Damit liegt die Sicherheit von Sensiplan bei richtigem Gebrauch im Bereich der Pille.

Alle drei Schwangerschaften entstanden durch Verkehr in der durch die Methode definierten unfruchtbaren Phase am Zyklusanfang. Das ist auch der Grund, warum manche Paare, die eine Methodensicherheit wünschen, die an Null heranreicht, ihren Verkehr auf die unfruchtbare Zeit nach dem Eisprung beschränken.

Welche Faktoren beeinflussen die Sicherheit?

Die Sicherheit der Natürlichen Familienplanung ist in hohem Maße vom Verhalten des Paares abhängig. Bei der oben genannten Studie zur Sicherheit von Sensiplan ergab sich eine Gebrauchssicherheit von 98,2 % in einem Jahr, was einem Pearl-Index von 1,8 entspricht.

Einhalten der Regeln. Die meisten unbeabsichtigten Schwangerschaften entstehen dadurch, dass das Paar sich nicht an die Regeln hält und wissentlich in der fruchtbaren Zeit Verkehr hat. Viele „riskieren" es einfach einmal, vor allem ganz am Anfang der fruchtbaren Zeit, in dem Bewusstsein, dass die Möglichkeit, schwanger zu werden, in diesen ersten Tagen noch nicht so hoch ist.

Die Wahrscheinlichkeit steigt umso schneller an, je näher der Eisprung rückt. Nach dem Eisprung fällt die Empfängniswahrscheinlichkeit rasch wieder ab und ist in der Temperaturhochlage praktisch gleich Null (Abb. 52).

Die Methode – sensiplan®

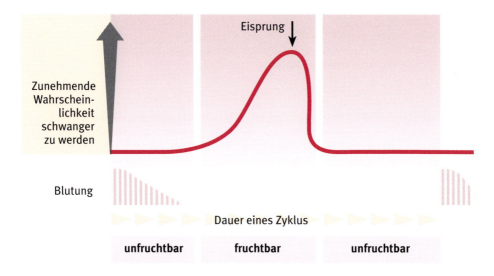

▲ Abb. 52. Die Veränderung der Empfängniswahrscheinlichkeit in Beziehung zum Zeitpunkt des Eisprungs.

Sensiplan selbst ist hochsicher. Welche Sicherheit diese Methode unter Alltagsbedingungen dann tatsächlich erreicht, liegt in Ihrer Hand und der Ihres Partners.

Motivation. Die Sicherheit von Sensiplan hängt weiter entscheidend davon ab, wie stark in einer Partnerschaft die momentane Motivation ist, eine Schwangerschaft tatsächlich vermeiden zu wollen. Ob sich die Partner in dieser Frage einig sind und ob sie sich offen und ehrlich über ihre Sexualität und Familienplanung verständigen können, sind weitere, für die Sicherheit entscheidende Aspekte.

Auswertungsfehler. Ganz besonders wichtig aber ist, dass die fruchtbare Zeit richtig bestimmt wird. In der oben genannten Studie zur Gebrauchssicherheit hielten sich manche irrtümlicherweise für unfruchtbar, weil sie die Methodenregeln falsch interpretierten. Eine gewisse Gefahr besteht z. B. darin, dass beim Erlernen der Methode Missverständnisse und Unklarheiten auftreten, die dann die Sicherheit der Auswertung beeinflussen.

Deshalb ist es immer besser, wenn Sie durch geschulte Berater und Beraterinnen eine gute Einführung in Sensiplan erhalten. (S. 115)

KINDERWUNSCH

Kinderwunsch

Der Zeitpunkt, sich ein Kind zu wünschen, hat sich im Lebensplan vieler Paare im Vergleich zu früheren Generationen verschoben. Nicht wenige wollen beruflich erst Fuß fassen, bevor sie an eine Familie denken. Wenn es dann so weit ist, sind sie oft ganz erstaunt, dass es nicht immer sofort mit der Schwangerschaft „klappt".

NFP kann helfen, schwanger zu werden

Wer die Natürliche Familienplanung kennt, ist gut gerüstet, um auf natürliche Weise seinen Kinderwunsch zu erfüllen. Durch die Beobachtung der Fruchtbarkeitszeichen können Paare mit Kinderwunsch die optimal empfängnisfähige Phase im Zyklus erkennen und ihren Verkehr darauf abstimmen.

Meistens braucht es nur wenige Zyklen, bis eine Frau schwanger ist. Dauert es dann doch etwas länger, liefern die Zyklusaufzeichnungen dem betreuenden Arzt wichtige Informationen über den Zyklus und manchmal bereits erste diagnostische Hinweise.

Auch in jüngeren Jahren ist es völlig normal, dass „es" etwas dauert mit dem Wunschkind. Selbst bei Verkehr am fruchtbarsten Zyklustag werden nur etwa 27 % der Frauen spontan im laufenden Zyklus schwanger.

Wie schnell kann ich mit einer Schwangerschaft rechnen?

Bei ca. 60 % der Paare mit Kinderwunsch wird die Frau innerhalb der ersten sechs Monate schwanger, bei allen anderen dauert es länger. Es hat nicht unbedingt etwas zu bedeuten, wenn es bei Ihnen einige Zyklen dauert.

Manche Frauen werden allein deshalb nicht schwanger, weil sie oft nur dann Verkehr haben, wenn eine Empfängnis unwahrscheinlich oder unmöglich ist. Das liegt vielleicht daran, dass sie meinen, dass die fruchtbaren Tage genau in der Mitte des Zyklus liegen. Der Eisprung und die fruchtbaren Tage sind jedoch nicht so regelmäßig, wie man im Allgemeinen denkt. Hier kommt es darauf an, die besonders fruchtbaren Tage im Zyklus zu kennen und zu beobachten. Studien haben gezeigt, dass sich dadurch die Wahrscheinlichkeit für eine Schwangerschaft erhöht.

Die Methode – Sensiplan®

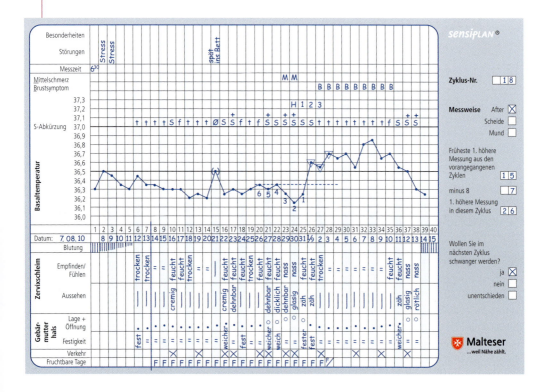

▲ **Abb. 53a.** Simone M., 29 Jahre, verheiratet, Kinderwunsch seit fünf Zyklen. Da Simone M. unregelmäßige Zyklen (Zykluslängen zwischen 28 und 39 Tagen) hat, ist die Zervixschleimbeobachtung zur Feststellung der hochfruchtbaren Zeit besonders wichtig. Sowohl im 18. wie im 19. Zyklus hat sie relativ spät im Zyklus ihren Eisprung. Aufgrund ihrer Körperbeobachtungen kann sie aber die fruchtbaren Tage gut erfassen.

Unregelmäßige Zyklen

Für Frauen mit unregelmäßigen Zyklen ist es besonders interessant, den individuellen Zyklusverlauf ganz bewusst wahrzunehmen und zu nutzen, um so die Wahrscheinlichkeit für eine Schwangerschaft zu erhöhen. So kann z. B. in einem langen Zyklus der Eisprung sehr spät auftreten (Abb. 53a, b). Mithilfe von Sensiplan kann die fruchtbare Phase trotzdem erkannt werden. Liegen gehäuft unregelmäßige Zyklen vor, ist es wichtig, den Frauenarzt aufzusuchen, um die Ursache einer solchen Hormonstörung abzuklären und um festzustellen, ob diese behandelt werden muss.

KINDERWUNSCH

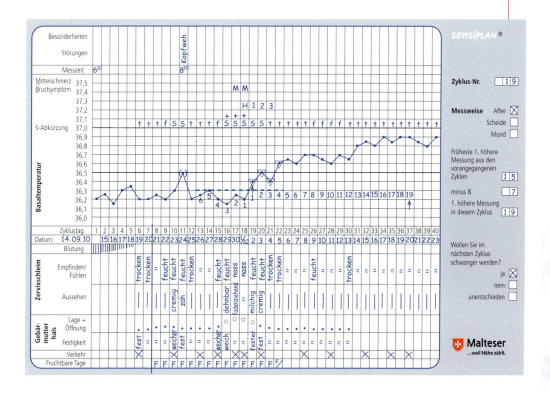

▲ Abb. 53b. Im 19. Zyklus wird Simone M. schwanger. Auffallend ist, dass in diesem Zyklus der Eisprung eine Woche früher aufgetreten ist als im vorhergehenden Zyklus.

Körperzeichen und fruchtbares Fenster

Beim Kinderwunsch geht es nicht darum, Anfang und Ende der fruchtbaren Zeit präzise festzulegen, sondern die besonders fruchtbare Phase im Zyklus einzugrenzen. Dazu stehen alle in diesem Buch beschriebenen Körperzeichen zur Verfügung: der Zervixschleim, die Gebärmutterhalsveränderungen und die subjektiven Körperzeichen. Auch die Basaltemperatur, die in der Regel erst nach dem Eisprung ansteigt, hilft. Sie bestätigt, dass tatsächlich ein Eisprung stattgefunden hat. Wenn es zu einer Schwangerschaft kommt, ermöglicht sie eine Bestimmung des voraussichtlichen Geburtstermins. Wie diese Zeichen beobachtet werden, wird im Einzelnen im Kapitel Körpersignale beschrieben.

DIE METHODE – SENSIPLAN®

Zervixschleim. Der Zervixschleim ist für die Bestimmung der hochfruchtbaren Phase von zentraler Bedeutung. Denn er lässt die Spermien mehrere Tage im Körper der Frau überleben und auf den Eisprung warten. Die Empfängniswahrscheinlichkeit ist am größten, wenn Verkehr an Tagen mit Zervixschleim der besten Qualität stattfindet und an den Tagen unmittelbar danach bis zum Tag der ersten höheren Temperaturmessung einschließlich bzw. bis zum zweiten Tag nach dem Höhepunkt des Zervixschleimsymptoms (S. 39 f.)

Gebärmutterhals. Auch durch die Selbstuntersuchung des Gebärmutterhalses können Sie die besonders fruchtbaren Tage ermitteln. Die Möglichkeit, schwanger zu werden, ist am größten, wenn Sie Verkehr haben, wenn der Gebärmutterhals hoch steht, weit geöffnet und weich ist (S. 57 f.).

Zusätzliche Zeichen. Wenn Sie auch noch einen Mittelschmerz, eine Zwischenblutung oder andere Zeichen feststellen können, sind diese für Sie weitere zusätzliche Zeichen für die hochfruchtbare Zeit (S. 61 f.).

Sex: wie oft?

Auch für Kinderwunschpaare gilt, sie können Verkehr haben so oft sie möchten. Um die Chancen für eine Schwangerschaft zu optimieren, müssen sie allerdings an den fruchtbaren Tagen nicht täglich Verkehr haben. Es genügt auch alle zwei bis drei Tage.

Wenn Kinderwunsch unerfüllt bleibt
Wenn Ihr Kinderwunsch länger als ein Jahr unerfüllt bleibt, obwohl Sie in der von Ihnen beobachteten fruchtbaren Phase Verkehr haben, sollten Sie einen Arzt aufsuchen. Meistens können die Ursachen festgestellt und oft auch behoben werden.

Feststellen einer Schwangerschaft

Hat eine Befruchtung stattgefunden, so geht der Gelbkörper im Eierstock nicht wie in einem normalen Zyklus nach 12 bis 16 Tagen zugrunde, sondern bleibt für Monate erhalten und bildet weiterhin – nun in großen Mengen – Progesteron. Dieses Hormon sorgt dafür, dass die Gebärmutterschleimhaut nicht abgestoßen, sondern weiter mit Nährstoffen angereichert wird.

Deshalb bleibt die Blutung aus und die Aufwachtemperatur in der Hochlage.

Damit lässt sich anhand der Zyklusaufzeichnungen feststellen, ob eine Schwangerschaft eingetreten ist. Dauert die Temperaturhochlage länger als 18 Tage (vom Tag der ersten höheren Temperaturmessung an gezählt) und ist bis dahin kei-

KINDERWUNSCH

ne Blutung eingetreten, so ist mit großer Wahrscheinlichkeit eine Schwangerschaft eingetreten.

Berechnen des voraussichtlichen Geburtstermins

Wenn eine Temperaturkurve vorliegt, kann der voraussichtliche Geburtstermin genauer bestimmt werden, als dies anhand der letzten Menstruationsblutung möglich ist. Zwischen erster höherer Messung und errechnetem Geburtstermin liegen 266 Tage.

Beispiel: Jasmin K. hat am 13.7.2009 ihre erste höhere Messung markiert (Abb. 54).

❚ Regel

Der Geburtstermin kann nach folgender Regel berechnet werden: Vom Datum der ersten höheren Messung ziehen Sie sieben Tage ab. Von diesem Datum ziehen Sie noch einmal drei Monate ab. Dann rechnen Sie ein Jahr hinzu und erhalten den voraussichtlichen Geburtstermin.

Berechnung des Geburtstermins:
Datum der 1. höheren Messung – 7 Tage – 3 Monate + 1 Jahr = Errechneter Geburtstermin

Den Geburtstermin errechnet sie nach der oben genannten Regel:

13. 7. 2009	6. 7. 2009	6. 4. 2009
– 7 Tage	– 3 Monate	+ 1 Jahr
= 6. 7. 2009	= 6. 4. 2009	= 6. 4. 2010

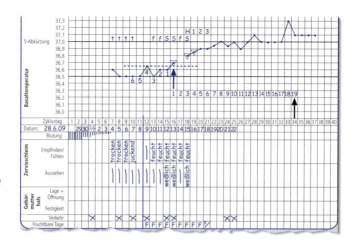

▲ Abb. 54. Bei Jasmin K. ist in diesem Zyklus eine Schwangerschaft eingetreten. Schwarzer Pfeil: 18 Tage Temperaturhochlage überschritten; blauer Pfeil: Tag der ersten höheren Messung. Von da an sind es noch 266 Tage bis zum errechneten Geburtstermin am 06.04.2010.

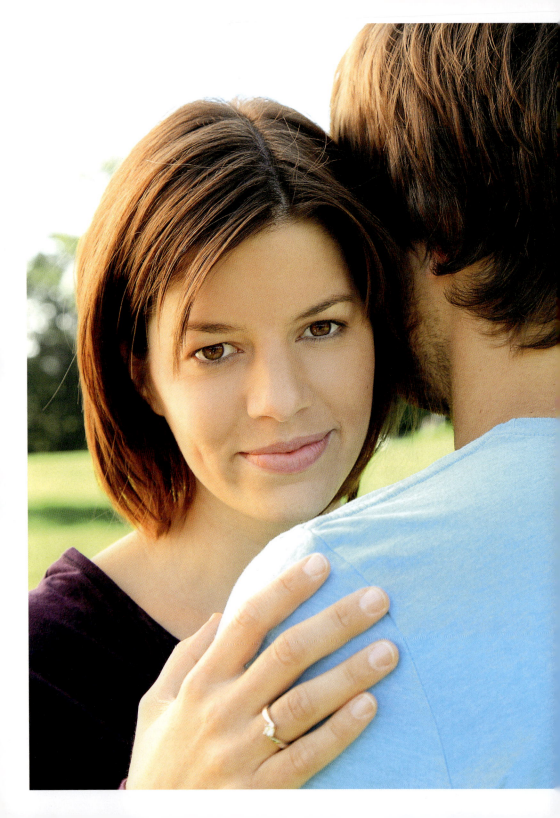

Besondere Lebensphasen

Natürlichen Familienplanungsmethoden wird häufig immer noch mit Skepsis begegnet, wenn es um ihre Anwendung in speziellen Lebensphasen wie Wechseljahre oder nach Absetzen von hormonellen Verhütungsmitteln geht. Frauen, die mehr über diese Phasen wissen und die Regeln kennen, können Sensiplan in diesen Zeiten genau so sicher anwenden wie in der Normalsituation.

BESONDERE LEBENSPHASEN

NFP nach hormonellen Verhütungsmethoden

Es gibt heute eine Vielzahl hormoneller Verhütungsmethoden. Man unterscheidet im Allgemeinen zwei Gruppen. Die eine Gruppe enthält Östrogene und Gestagene, die andere Gruppe lediglich Gestagene. Zur ersten Gruppe gehören neben der klassischen Pille der Hormonring und das Hormonpflaster, zur anderen die Gestagenpille, die Hormonspirale, das Hormonstäbchen und die Hormonspritze.

Gut ein Drittel der Frauen, die eine NFP-Beratung aufsuchen, befinden sich in der Situation nach Absetzen eines dieser Verhütungsmittel. Wie lange es dabei dauert, bis das Zyklusgeschehen in Gang kommt und die Frau wieder fruchtbar ist, lässt sich nicht vorhersagen.

Nach Absetzen der östrogen-/gestagenhaltigen Verhütungsmittel kommt es im Allgemeinen innerhalb der ersten Woche zur Abbruchblutung und die Zyklen sind in der Hälfte der Fälle sofort wieder normal. Es können aber auch gehäuft Zyklen mit langen Eireifungsphasen und damit verspäteten Temperaturanstiegen, Zyklen mit verkürzten Gelbkörperphasen (verkürzte Temperaturhochlagen) und Zyklen ohne Eisprung (monophasische Zyklen) auftreten. In einzelnen Fällen kann es besonders lange dauern, bis sich die erste Temperaturhochlage ausbildet und die unfruchtbare Zeit nach dem Eisprung bestimmt werden kann.

Auch das Zervixschleimbild entwickelt sich unter Umständen nicht wie gewöhnlich. Aufgrund der häufig noch gestörten Eireifung und der damit verbundenen Hormonschwankungen ist es für die erste Zeit typisch, dass entweder kein Zervixschleim zu beobachten ist oder lang anhaltende Zervixschleimphasen auftreten. Auch wechselnde Phasen mit und ohne Zervixschleim sind für diese Situation normal. Diese Schwankungen machen es den Frauen manchmal schwer, ihr individuelles Zervixschleimmuster zu deuten. Möglich ist ebenfalls, dass sich der Zervixschleim in den ersten Zyklen selbst um die Zeit des Eisprungs nicht so charakteristisch verändert, wie das dann in späteren Zyklen der Fall ist.

Im Gegensatz zu den östrogen-gestagenhaltigen Verhütungsmitteln kann es nach Absetzen der gestagenhaltigen deutlich länger dauern bis die erste Blutung einsetzt. Da nicht auszuschließen ist, dass der

NFP NACH HORMONELLEN VERHÜTUNGSMETHODEN

erste Eisprung dann ähnlich wie in der Stillzeit noch vor der ersten Blutung stattfindet, muss ab der zweiten Woche aus Sicherheitsgründen Fruchtbarkeit angenommen werden.

Grundsätzlich ist eine Schwangerschaft aber bereits im ersten Zyklus nach Absetzen der hormonellen Verhütungsmittel möglich!

WISSEN

Zyklusverlauf nach Absetzen der Pille

Im Rahmen einer Langzeitstudie der deutschen NFP-Zyklusdatenbank wurden etwa 3000 Zyklen von 175 Frauen, die unmittelbar nach Absetzen der Pille mit ihren Zyklusaufzeichnungen begonnen hatten, mit etwa 6000 Zyklen von 284 NFP-Anwenderinnen, die noch nie die Pille eingenommen haben, verglichen. 1,8 % der Frauen erlebten ein Ausbleiben der Periode direkt nach Absetzen der Pille. Bei weiteren 3,2 % trat zwar zunächst ein- bis zweimal eine Periodenblutung auf, bis es dann zum Ausbleiben der Monatsblutung kam. Die längste

beobachtete so genannte Post-Pill-Amenorrhö dauerte 13 Monate nach Absetzen der Pille.

Insgesamt bleibt festzuhalten, dass sich die Zyklen, von einigen Ausnahmen abgesehen, bis zum 9. Zyklus nach Absetzen der Pille wieder weitgehend normalisiert hatten.

Ein Zusammenhang zwischen der Häufigkeit und dem Schweregrad dieser Veränderungen einerseits und dem Pillenpräparat sowie der Einnahmedauer andererseits konnte nicht nachgewiesen werden.

BESONDERE LEBENSPHASEN

Methodenregeln nach hormo-nellen Verhütungsmethoden

Nach Absetzen hormoneller Verhütungsmethoden gelten dieselben Regeln wie für die NFP-Anfängerin (5-Tage-Regel kontrolliert durch die Minus-8-Regel) mit Ausnahme des ersten Zyklus. Für alle weiteren Zyklen gelten dann die bekannten symptothermalen Regeln. Auf Erfahrungen aus der Zeit vor der Verwendung hormoneller Verhütungsmittel können Sie nicht zurückgreifen.

▌ Regel

Im ersten Zyklus nach Absetzen hormoneller Verhütungsmittel gelten die ersten 5 Zyklustage, gezählt ab dem 1. Tag der Blutung, generell als unfruchtbar (Abb. 55a).

Wenn innerhalb einer Woche keine Blutung auftritt, wird am 8. Tag nach Absetzen der hormonellen Verhütung Fruchtbarkeit angenommen. Auf dem jetzt angelegten Zyklusblatt wird dann der erste Zyklustag als der Tag bezeichnet, an dem die Frau erstmals keine hormonellen Verhütungsmittel mehr benutzt (Abb. 55b). Danach muss bis zur Auswertung der ersten Temperaturhochlage in doppelter Kontrolle Fruchtbarkeit angenommen werden. Für die Auswertung der ersten Temperaturhochlage wird eine zusätzliche höhere Messung nach Abschluss der üblichen Temperaturauswertung benötigt, die zwar über den sechs niedrigen Werten liegen, aber keine $2/_{10}$ °C höher sein muss (Abb. 55a). Die unfruchtbare Zeit beginnt am Abend dieses Tages in doppelter Kontrolle mit dem Zervixschleimsymptom.

▶ **Abb. 55a (oben):** Erster Zyklus von Monika S. unmittelbar nach Absetzen der Pille. Die ersten 5 Zyklustage sind unfruchtbar. Für die Auswertung der ersten Temperaturhochlage wird als Sonderregel eine zusätzliche höhere Messung benötigt. Die unfruchtbare Zeit nach dem Eisprung beginnt in doppelter Kontrolle mit dem Schleimsymptom am Abend des 26. Zyklustages.

▶ **Abb. 55b (unten):** Petra M. hat am 12. Juni 2005 die Gestagenpille abgesetzt und hatte innerhalb der nachfolgenden Woche noch keine Blutung. Ihre fruchtbare Zeit beginnt deshalb am 20. Juni, dem 8. Tag nach Absetzen der Pille und sie trägt ab diesem Tag ihre Beobachtungen ins Zyklusblatt ein. Den ersten Tag ohne Hormone bezeichnet sie als ersten Zyklustag. Die unfruchtbare Zeit beginnt, in doppelter Kontrolle von Temperatur und Zervixschleim, unter Berücksichtigung der zusätzlichen höheren 4. Messung am Abend des 24. Zyklustages.

Methodenregeln nach hormonellen Verhütungsmethoden

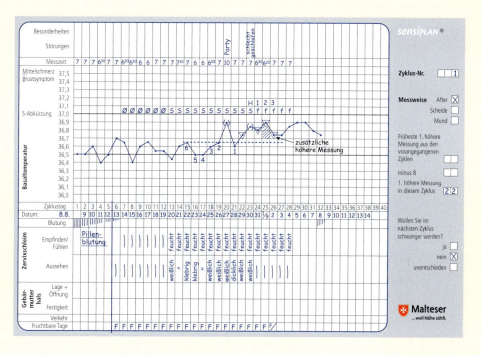

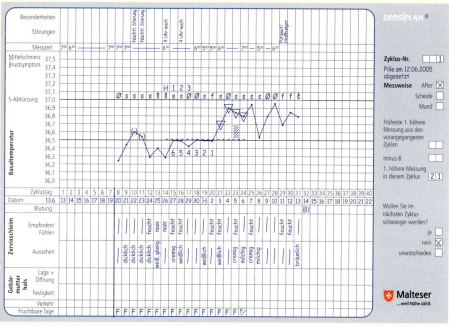

BESONDERE LEBENSPHASEN

NFP nach der Geburt und in der Stillzeit

Der Zeitpunkt der Rückkehr der Fruchtbarkeit nach der Geburt eines Kindes ist von Frau zu Frau sehr unterschiedlich. Er hängt vor allem davon ab, ob und wie häufig eine Frau ihr Kind stillt. Nicht oder teilstillende Frauen haben in aller Regel relativ rasch wieder normale Zyklen. Bei stillenden Frauen kann es viele Monate dauern. Mithilfe der Natürlichen Familienplanung lässt sich der erste Eisprung aber sicher erfassen.

Nichtstillen und Teilstillen

Wenn Sie Ihr Kind gar nicht, nur kurz oder teilstillen, können Sie damit rechnen, dass Ihre Fruchtbarkeit rasch wieder zurückkehrt. In Studien hatte bis zur Hälfte der nicht oder teilstillenden Frauen in den ersten sechs Wochen nach der Entbindung wieder eine Regelblutung. Deshalb müssen Sie ab der 4. Woche nach der Entbindung wieder Fruchtbarkeit annehmen und spätestens dann auch mit der Beobachtung der Körperzeichen beginnen.

Wenn sich dann die erste Hochlage ausgebildet hat, wird nach den üblichen Sensiplan Regeln in doppelter Kontrolle ausgewertet. Frauen, die aus der Zeit vor der Schwangerschaft über Temperaturaufzeichnungen verfügen, können diese für die Minus-8-Regel verwenden. Blutungen, denen keine Temperaturhochlage vorausgeht, müssen wie üblich als fruchtbar angesehen werden.

Stillzeit

Stillen hat viele Vorteile. Kein technisch noch so ausgeklügeltes System liefert stets pünktlich ausreichend warme, keimfreie und allergenarme, nährstoffreiche und auf den kindlichen Bedarf abgestimmte Babynahrung kostenlos frei Haus. Stillen

fördert die Rückbildungsvorgänge im Wochenbett, schützt Ihr Kind in den ersten Monaten vor vielfältigen Erkrankungen und verzögert die Rückkehr der mütterlichen Fruchtbarkeit, was in vielen Kulturen bis heute noch die Kinderzahl beeinflusst.

NFP nach der Geburt und in der Stillzeit

Fruchtbarkeit in der Stillzeit

Wann die Fruchtbarkeit wieder einsetzt hängt vor allem davon ab, ob und wie häufig Sie Ihr Kind stillen. Dabei spielen komplexe hormonelle Vorgänge eine Rolle, an denen das Milchbildungshormon, das so genannte Prolaktin, entscheidend beteiligt ist.

Prolaktin wird schon während der Schwangerschaft in erhöhtem Maße gebildet. Wenn Sie voll stillen, bleibt die Prolaktinkonzentration zunächst noch deutlich erhöht und nimmt erst allmählich über Wochen, teilweise auch über Monate, ab. Je häufiger Sie Ihr Kind anlegen, umso langsamer sinkt der Prolaktinspiegel und umso länger besteht die natürliche Unfruchtbarkeit nach der Geburt (Abb. 56).

Vollstillen bedeutet, dass Sie Ihr Kind ganz nach Bedarf, d. h. auch nachts stillen. Gelegentliche Flüssigkeitsgaben und auch gelegentliches Probieren von fester Nahrung sind dabei ohne Bedeutung, sofern Sie keine Stillmahlzeit dadurch ersetzen. Mit einer Rückkehr der Fruchtbarkeit müssen Sie immer dann besonders rechnen, wenn das Stillen zurückgeht, andere Nahrung eine Stillmahlzeit ersetzt, Ihr Kind beginnt durchzuschlafen oder abgestillt wird.

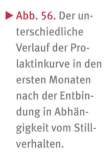

▶ Abb. 56. Der unterschiedliche Verlauf der Prolaktinkurve in den ersten Monaten nach der Entbindung in Abhängigkeit vom Stillverhalten.

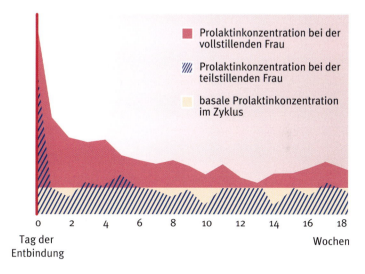

99

BESONDERE LEBENSPHASEN

Beobachtung der Körperzeichen in der Stillzeit

Temperatur

Wenn Sie voll stillen, bietet es sich an, mit der Temperaturmessung etwa ab der 10. bis 12. Woche wieder zu beginnen.

Falls Sie sich nicht so richtig entschließen können, über mehrere Monate „durchzumessen", dann sollten Sie zumindest immer dann zum Thermometer greifen, wenn Sie Zervixschleim beobachten und in dieser Phase kontrollieren, ob ein Temperaturanstieg stattfindet.

Nach der Entbindung nimmt die Basaltemperatur meist einen etwas unruhigen bzw. wellenförmigen Verlauf, der sich aber vor der ersten Temperaturhochlage beruhigt. Manche Frauen glauben, dass die Temperatur deswegen so unruhig verläuft, weil sie nachts häufiger stillen oder aufstehen, um das Kind zu versorgen. Doch egal, wie häufig Sie nachts durch Ihr Kind gestört werden, wenn der erste Eisprung ansteht, kommt es erfahrungsgemäß zu einer Beruhigung der Temperatur in der Tieflage und zu einem gut erkennbaren und auswertbaren Temperaturanstieg.

Zervixschleim

Mit der Zervixschleimbeobachtung und gegebenenfalls auch mit der Untersuchung des Gebärmutterhalses sollten Sie beginnen, sobald der Wochenfluss zum Erliegen gekommen ist. Bei den meisten Frauen ist das etwa in der 6. oder 7. Woche der Fall.

Etwa 40 % der Frauen erleben, nachdem der Wochenfluss aufgehört hat, eine unterschiedlich lange Phase, in der sie sich ausgesprochen trocken fühlen oder nichts empfinden und keinerlei Zervixschleim sehen können. Etwa 7 % beobachten ein über Wochen unverändertes Zervixschleimmuster. Einige wenige von ihnen fühlen sich ständig feucht, die meisten anderen aber sehen über längere Zeit hinweg täglich dicklichen, weißlichen Zervixschleim. Wenn dieses Zervixschleimmuster mindestens drei Wochen unverändert auftritt, gilt es als „Grundmuster der Unfruchtbarkeit" (S. 104).

BEOBACHTUNG DER KÖRPERZEICHEN IN DER STILLZEIT

Für andere – auch erfahrene – Anwenderinnen hält die Beobachtung des Zervixschleims nach der Geburt durchaus Überraschungen bereit. Denn mitunter beobachten sie von Anfang an wechselnde, verschieden lange und auch qualitativ unterschiedliche Zervixschleimphasen. Dies ist auch einer der Gründe, warum manche Frauen sich in der Zervixschleimbeobachtung gelegentlich unsicher fühlen.

Dieses wechselnde Zervixschleimmuster ist vor allem typisch für die späte Phase der Stillzeit, nämlich für den Übergang vom Voll- zum Teil- oder Abstillen. Dann treten zunehmend längere Zervixschleimphasen auf, die nur kurz von Tagen ohne Zervixschleim unterbrochen werden. Erfahrungsgemäß kündigt sich die erste Temperaturhochlage und damit der erste Eisprung nach der Geburt durch deutliche Veränderungen im Zervixschleimmuster an.

Blutungen

Alle Blutungen werden ins Zyklusblatt eingetragen. Blutungen in den ersten acht Wochen nach der Entbindung stehen bei der vollstillenden Frau in der Regel im Zusammenhang mit dem Wochenfluss. Treten Blutungen nach der achten Woche auf, so muss ab sofort Fruchtbarkeit angenommen werden. Je länger die Entbindung zurückliegt, desto höher die Wahrscheinlichkeit, dass der erste Eisprung vor der ersten Blutung stattfindet und somit eine Schwangerschaft noch vor der ersten Blutung eintreten kann. Deshalb sollten Sie dem Zervixschleimsymptom zunehmend mehr Aufmerksamkeit schenken, je älter Ihr Kind wird.

Eintragungen ins Zyklusblatt

Der erste Zyklus nach der Geburt dauert vom Tag der Entbindung bis zum letzten Tag vor jener Menstruationsblutung, der eine Temperaturhochlage vorausgegangen ist.
Für diese Zeit gibt es ein besonderes Zyklusblatt, das so genannte Stillzyklusblatt. Der Entbindungstag gilt als erster Zyklustag, die Tage nach der Geburt werden durchnummeriert (Abb. 58, S. 106) (Sie können das Zyklusblatt auch unter www.nfp-online.de herunterladen). Tragen Sie den Wochenfluss mit einem „W" in der entsprechenden Zeile im Zyklusblatt ein und kennzeichnen Sie die Blutungen durch Striche oder Punkte. Alle Temperaturwerte sowie Störungen und Besonderheiten vermerken Sie wie üblich.

BESONDERE LEBENSPHASEN

Die Zervixschleimbeobachtungen und gegebenenfalls die Gebärmutterhalsveränderungen tragen Sie ebenfalls wie gewohnt ein. Falls bei Ihnen ein „Grundmuster der Unfruchtbarkeit" vorliegt, dokumentieren Sie dieses Tag für Tag, um sicherzugehen, dass Sie mögliche Veränderungen nicht übersehen. Zusätzlich können Sie in der oberen Spalte festhalten, wie häufig und ob Sie nachts gestillt haben.

Bestimmung der fruchtbaren und unfruchtbaren Zeit

Bis zum Auftreten des ersten Eisprungs kommt der Zervixschleimauswertung eine zentrale Rolle zu. Der Zervixschleim kündigt die sich wieder einstellende Fruchtbarkeit an. Wenn dann der erste Eisprung stattgefunden hat, kommen die üblichen Sensiplan Regeln in doppelter Kontrolle wieder zur Anwendung.

Erste 10 Wochen

Wird voll gestillt, so können die ersten 10 Wochen nach der Entbindung grundsätzlich als unfruchtbar angenommen werden (Schwangerschaftswahrscheinlichkeit unter 1 %). Es gibt eine Ausnahme: Wenn nach der achten Woche eine Blutung auftritt, muss ab sofort Fruchtbarkeit angenommen und nach den Zervixschleimregeln ausgewertet werden (siehe S. 103).

Ab 11. Woche

Ab der 11. Woche bis zur ersten Temperaturhochlage nach der Entbindung werden die fruchtbaren und unfruchtbaren Tage im Gegensatz zu den üblichen symptothermalen Regeln nur mithilfe der Zervixschleimbeobachtung, gegebenenfalls in doppelter Kontrolle mit dem Gebärmutterhals bestimmt (S. 103). Dies ist bei genauer Körperbeobachtung und konsequenter Einhaltung der Regeln in dieser Sondersituation ausreichend sicher.

BEOBACHTUNG DER KÖRPERZEICHEN IN DER STILLZEIT

Auswertung des Zervixschleims

Die Auswertungsregeln für den Zervixschleim in der Stillzeit unterscheiden sich von denen für den normalen Zyklus.

▌ Regel
Solange trocken gefühlt oder nichts empfunden und kein Zervixschleim beobachtet wird, gilt Unfruchtbarkeit.

Geschlechtsverkehr sollten Sie möglichst erst abends haben, wenn Sie über den ganzen Tag trocken gefühlt oder nichts beobachtet haben. Achten Sie darauf, dass Sie die austretende Samenflüssigkeit nicht mit Zervixschleim verwechseln. Denken Sie aber umgekehrt daran, dass diese Flüssigkeit mögliche Zervixschleim verdecken könnte.

▌ Regel
Sobald Feuchtigkeit empfunden oder Zervixschleim gesehen wird, muss ab sofort Fruchtbarkeit angenommen werden. Die Unfruchtbarkeit beginnt am Abend des 4. Tages nach dem Höhepunkt des Zervixschleimsymptoms, wenn an diesem Tag Trockenheit oder nichts empfunden und kein Zervixschleim beobachtet wurde.

▼ Abb. 57. Bestimmung der fruchtbaren und unfruchtbaren Tage nach den Zervixschleimregeln, solange keine Temperaturhochlage festgestellt werden kann.

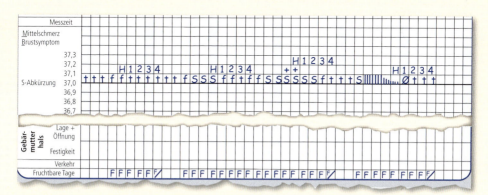

Auch hier gilt als Höhepunkt des Zervixschleimsymptoms der letzte Tag vor dem Umschwung. Im Gegensatz zu den üblichen symptothermalen Regeln müssen Sie hier nach dem Höhepunkt vier Tage abwar-

BESONDERE LEBENSPHASEN

ten. Darüber hinaus genügt es nicht, dass die Zervixschleimqualität an diesen vier Tagen geringer ist als am Höhepunkt, sondern es ist notwendig, dass Sie am 4. Tag keinen Zervixschleim beobachten und Sie nichts bzw. sich trocken fühlen. Nur unter dieser Voraussetzung gilt der Abend des 4. Tages als unfruchtbar (Abb. 57).

Wenn Sie am 4. Tag allerdings wieder Zervixschleim empfinden, fühlen oder sehen, müssen Sie weiter Fruchtbarkeit annehmen, bis Sie einen neuen Höhepunkt bestimmen und den Zervixschleim nach den obigen Regeln auswerten können (Abb. 57).

Auch in der Stillzeit gilt, Blutungen ohne vorausgehende Temperaturhochlage werden methodisch als fruchtbar gewertet. Erst ab dem Abend des 4. Tages nach Ende der Blutung kann Unfruchtbarkeit angenommen werden, wenn an diesem Tag trocken oder nichts empfunden und kein Zervixschleim beobachtet wird.

Grundmuster der Unfruchtbarkeit

▌ Regel

Wenn nach Erliegen des Wochenflusses nie „trocken" oder nichts beobachtet werden kann, sondern entweder ständig feucht empfunden oder dauernd zäher, dicklicher, weißlicher oder klebriger Zervixschleim beobachtet wird und dieses Zervixschleimmuster unverändert über drei Wochen bestehen bleibt, kann dann angenommen werden, dass ein Grundmuster der Unfruchtbarkeit vorliegt und Unfruchtbarkeit besteht.

Diese notwendigen drei Wochen Basisbeobachtung fallen, wenn Sie voll stillen, meist noch in die ersten 10 Wochen nach der Entbindung, in denen sie sowieso von Unfruchtbarkeit ausgehen können. Wenn Sie dann ab der 11. Woche die Zervixschleimregeln anwenden, können Sie bereits auf diese Erfahrung zurückgreifen und gegebenenfalls direkt weiter Unfruchtbarkeit annehmen.

▌ Regel

Jede Veränderung des Zervixschleimmusters hin zu einer besseren Qualität wird als Beginn der fruchtbaren Zeit gewertet.

BEOBACHTUNG DER KÖRPERZEICHEN IN DER STILLZEIT

Auch hier gilt als Höhepunkt der Tag vor dem Umschwung. Wenn spätestens am 4. Tag das Grundmuster zurückgekehrt ist, können Sie ab dem Abend des 4. Tages wieder Unfruchtbarkeit annehmen.

❚ Regel

Wenn die Qualität des Zervixschleims, die als Grundmuster gilt, sich verschlechtert, gelten ab sofort nicht mehr die Regeln des Grundmusters, sondern die üblichen Zervixschleimregeln in der Stillzeit (S. 103).

Auswertung des Gebärmutterhalses

Für Frauen, die in der Stillzeit den Gebärmutterhals untersuchen, beginnt die fruchtbare Zeit, sobald der Gebärmutterhals sich in der Konsistenz, Lage oder im Öffnungsgrad verändert. Sie endet am Abend des 4. Tages mit geschlossenem und hartem Gebärmutterhals. Diese Regel sollte nur so lange in doppelter Kontrolle mit dem Zervixschleimsymptom angewendet werden, bis sich eine erste Temperaturhochlage ausbildet und Sie die normalen Sensiplan Regeln in doppelter Kontrolle mit der Temperatur wieder anwenden können.

Auswertung der ersten Temperaturhochlage nach der Entbindung

Für die Auswertung der 1. Temperaturhochlage nach der Geburt benötigen Sie eine zusätzliche höhere Messung (Abb. 58).

❚ Regel

Die Temperatur wird zunächst nach den üblichen Regeln ausgewertet. Dann wird am folgenden Tag eine weitere höhere Messung abgewartet, die allerdings keine zwei Zehntelgrad höher sein muss. Der Beginn der unfruchtbaren Zeit wird dann in doppelter Kontrolle mit dem Zervixschleimsymptom bestimmt. Die unfruchtbare Zeit beginnt am Abend dieses Tages oder am Abend des 3. Tages nach dem Höhepunkt des Zervixschleimsymptoms, je nachdem welches von beiden später kommt (Abb. 58).

Nach der ersten Temperaturhochlage gelten wieder die bekannten Sensiplan Regeln, auch wenn Sie weiterhin stillen.
Gelegentlich beobachten Frauen in der Stillzeit auswertbare Tempera-

Besondere Lebensphasen

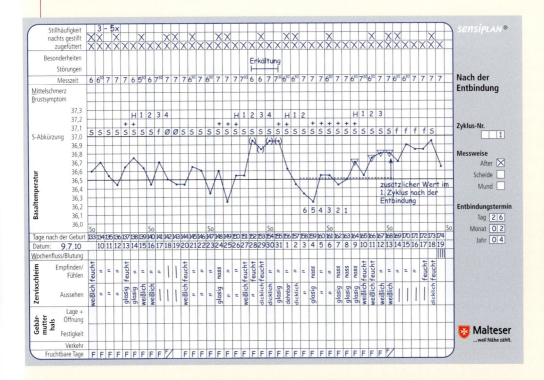

▲ **Abb. 58.** Anja M. stillt ihre Tochter bereits seit vier Monaten. Mittlerweile füttert sie regelmäßig zu. Ihre fruchtbaren und unfruchtbaren Phasen bestimmt sie immer noch mittels der Zervixschleimregeln. Am 164. Tag nach der Entbindung beobachtet sie ihre erste höhere Messung. Für die Auswertung der ersten Temperaturhochlage (in doppelter Kontrolle) nach der Geburt ihres Kindes benötigt sie eine zusätzliche höhere Messung.

turhochlagen, auf die jedoch keine Blutung folgt. Deshalb sollten Sie im ersten Zyklus nach der Geburt trotz abgeschlossener Auswertung in doppelter Kontrolle weiterhin Tag für Tag die Temperatur bis zum Eintreten der Blutung messen. Sollte die Temperatur vorher wieder auf das Tieflagenniveau absinken, ohne dass eine Blutung einsetzt, müssen Sie sofort wieder Fruchtbarkeit annehmen und den Temperaturanstieg neu bestimmen.

LAM – stillbedingtes Ausbleiben der Regelblutung

LAM oder Lactational Amenorrhoea Method (stillbedingtes Ausbleiben der Regelblutung) ist eine in den vergangenen Jahren weltweit wissenschaftlich sehr eingehend untersuchte Methode für alle diejenigen Frauen, die ihr Kind über einen längeren Zeitraum stillen wollen. LAM geht auf die Beobachtung zurück, dass bei vollem Stillen in den ersten sechs Monaten nach der Entbindung mit einer sehr hohen

BEOBACHTUNG DER KÖRPERZEICHEN IN DER STILLZEIT

Wahrscheinlichkeit (über 98 %) ein Eisprung nur dann auftritt, wenn
vorher eine Regelblutung stattgefunden hat. Das bedeutet, dass Sie in
diesen ersten sechs Monaten mit einem Minimum an Beobachtungs-
vorgaben (Stillverhalten und Blutungsmuster) über ein Maximum an
Empfängnisregelung verfügen können.

Die LAM-Regeln

— Solange Sie voll stillen, Ihr Kind noch jünger als sechs Monate
  ist und Sie keine Blutung beobachten, sind sie sicher unfruchtbar.
— Blutungen innerhalb der ersten 8 Wochen nach der Geburt
  zählen nicht und werden ignoriert.
— Volles Stillen heißt: Sie stillen ausschließlich, so dass Ihr Kind
  praktisch nur Muttermilch erhält. Es bekommt mindestens
  sechs Stillmahlzeiten pro Tag. Der größte Abstand zwischen
  zwei Stillmahlzeiten beträgt nicht mehr als sechs Stunden. Ihr
  Kind bekommt weder Schnuller noch Teefläschchen.
— Sobald diese Bedingungen nicht mehr gegeben sind, Sie also
  weniger stillen, Ihr Kind älter als sechs Monate ist oder Blutungen auftreten, müssen Sie sofort Fruchtbarkeit annehmen und
  mithilfe der in der NFP üblichen Beobachtungen Ihre fruchtbaren und unfruchtbaren Phasen bestimmen.

Ist Familienplanung in der Stillzeit überhaupt nötig?

Immer wieder wird diskutiert, dass Empfängnisregelung in der Stillzeit
kein vordergründiges Thema ist, da sexuelle Kontakte bei stillenden
Frauen zwar kein Tabu sind, aber viele Frauen wegen der engen körperlichen Beziehung zum Kind und durch die vielfältigen Belastungen
gerade auch in der Anfangszeit an sexuellen Aktivitäten wenig oder
gar nicht interessiert sind.
Untersuchungen zeigen aber, dass etwa die Hälfte der Stillfrauen
innerhalb der ersten acht Wochen nach der Entbindung den sexuellen
Kontakt wieder aufnimmt – einige wenige sogar direkt in der ersten
Woche – und dass auch die Libido ausreichend vorhanden ist.

BESONDERE LEBENSPHASEN

NFP in den Wechseljahren

Die „Wechseljahre der Frau" sind charakterisiert durch das allmähliche Nachlassen der Eierstockfunktion. Sie erstrecken sich normalerweise über 10 bis 15 Jahre und sind in etwa zwischen dem 40. und 60. Lebensjahr einzuordnen. Entgegen oft geäußerter Ansicht sind auch in den Wechseljahren die meisten Zyklen problemlos nach der symptothermalen Methode auszuwerten.

Darüber hinaus bekommen gerade diejenigen Frauen, die durch die Beobachtung der Körperzeichen mit der leisen Sprache ihres Körpers vertraut sind, intimere Einblicke in die Zustände ihrer körperlichen Funktionen und können so viel besser die manchmal unerklärlichen und verunsichernden Veränderungen ihres körperlichen und psychischen Befindens verstehen und einordnen.

Die letzte Menstruationsblutung wird bei uns in Europa um das 52. Lebensjahr herum beobachtet. Sie liegt damit ungefähr in der Mitte der Wechseljahre. Der Zeitpunkt dieser letzten Blutung heißt Menopause. Die Jahre davor seit dem Beginn der nachlassenden Eierstocktätigkeit werden Prämenopause genannt, die Jahre danach Postmenopause.

Die Menopause ist sehr variabel. Es liegt zum Beispiel völlig im Normbereich, wenn bei der einen Frau die Periode mit 44 Jahren aufhört, eine andere aber mit 57 Jahren immer noch regelmäßig menstruiert. Bei etwa 2 % der Frauen tritt die Menopause schon vor dem 40. Lebensjahr ein. Dies ist allerdings eindeutig zu früh und wird als „Klimakterium praecox" bezeichnet.

Subjektive Anzeichen

Die Abnahme der Eierstockfunktion am Beginn der Wechseljahre wird in der Regel von den Frauen subjektiv nicht wahrgenommen. Auch später haben viele keine größeren Beschwerden. Andere dagegen erleben in diesem Zeitraum eine Reihe von körperlichen und seelischen Veränderun-gen, die deshalb auch „klimakterische Beschwerden" genannt werden.

Als relativ spezifisch dafür gelten Hitzewallungen und Schweißausbrüche, von denen zumindest kurzfristig bis zu 75 Prozent der Frauen betroffen sein können.

NFP IN DEN WECHSELJAHREN

Darüber hinaus wird oft über eine erhöhte vegetative Labilität geklagt mit allgemeiner Nervosität, Schlaflosigkeit, „Herzrasen" oder „Herzstolpern", Angstzuständen und depressiven Verstimmungen. Auch die natürlicherweise abnehmende körperliche Leistungsfähigkeit wird dann besonders bewusst.

Die meisten dieser Beschwerden haben vielfältige Ursachen, die auch durch Veränderungen im eigenen Lebensumfeld bedingt sind. Die sexuelle Erlebnisfähigkeit und Aktivität kann in dieser Lebensphase ebenfalls beeinträchtigt sein, muss aber nicht. Die Libido der Frau, die im Allgemeinen bis zum 35. Lebensjahr etwa zunimmt und dann in den folgenden Jahren konstant bleibt, kann weit über die Wechseljahre hinaus bis ins hohe Alter erhalten bleiben.

Rückgang der Fruchtbarkeit in den Wechseljahren

Nach dem 40. Lebensjahr kommt früher oder später auf die Frau die Frage zu: Wie bemerke ich, ob bei mir schon langsam die Eierstockfunktion nachlässt und damit die Wechseljahre begonnen haben? Wie lange kann ich denn überhaupt noch schwanger werden?

Aus wissenschaftlichen Untersuchungen wissen wir, dass die Schwangerschafts- und auch Geburtenrate bei den 40-jährigen und älteren Frauen schon fast auf die Hälfte gegenüber den 35- bis 40-Jährigen abgesunken ist. Dieses Wissen ei-

ner nachlassenden Fruchtbarkeit nutzt Ihnen aber gar nichts, wenn Sie sicher eine Schwangerschaft vermeiden wollen. Denn grundsätzlich ist bis zum Erreichen der Menopause mit der Möglichkeit einer Schwangerschaft zu rechnen.

Das Ende der Fruchtbarkeit ist aber für diejenigen Frauen nicht erkennbar, die in dieser Lebensphase aus den verschiedensten Gründen Hormone einnehmen. Bei einer hormonalen Zyklusregulierung zum Beispiel oder bei der Behandlung von klimakterischen Beschwerden mit Hormonen treten ebenso regelmäßig Blutungen auf wie bei der Pille, selbst wenn die Frauen sich in Wirklichkeit schon in der Zeit nach der Menopause befinden.

Umgekehrt können Sie bei einer alleinigen Gestagentherapie (auch mit der Gestagenspirale oder den Hormonstäbchen) monatelang oder die ganze Zeit über blutungsfrei sein, obwohl ohne diese Hormone vielleicht ganz normale Menstruationen vorhanden wären. Lediglich das Ausbleiben der Monatsblutung unter einer Kupferspirale spricht für das Erreichen der Postmenopause.

Zu Recht fragen Sie sich dann in solchen Situationen: Muss ich mich denn überhaupt noch um eine Familienplanung kümmern oder liegt die Menopause eventuell schon hinter mir? Leider gibt es bis heute keine sichere Antwort darauf. Sie müssen einfach den Mut haben, die Hormone abzusetzen und abzuwarten, ob anschließend noch regelmäßig Blutungen auftreten. Erst wenn Sie ein Jahr lang keine Blutung

109

BESONDERE LEBENSPHASEN

mehr hatten, können Sie davon ausgehen, dass die letzte Blutung Ihre Menopause war. Um in Zweifelsfällen ganz sicherzugehen oder um eine „Post-Pill-Amenorrhö" auszuschließen, wie sie ja auch bei jüngeren Frauen auftritt, können manchmal bestimmte Hormonanalysen hilfreich sein.

Die beste Orientierung über die Veränderungen der Eierstockfunktion auch in den Wechseljahren haben Sie deshalb als NFP-Anwenderin. Mit der Beobachtung der Körperzeichen sind Sie stets im Bilde, ob der aktuell gerade ablaufende Zyklus fruchtbar oder unfruchtbar ist.

Objektive Veränderungen der Körperzeichen

Kennzeichnend für den Beginn der Wechseljahre ist die zunehmende Verkürzung der Eibläschenreifungsphase mit Vorverlagerung des Eisprungs. Dadurch kommt es zu einer Vorverlagerung des Temperaturanstiegs und zu einer Verkürzung der Zyklen insgesamt.

Erst relativ spät in der Prämenopause treten auch häufiger lange und unregelmäßige Zyklen auf, die oft mit verkürzten Temperaturhochlagen verbunden sind. Zunehmend werden dann auch monophasische Zyklen beobachtet, das heißt Zyklen ohne Eisprung (siehe S. 32).

Monophasische Zyklen

Nach Ergebnissen der dt. NFP-Zyklusdatenbank weisen die 35- bis 40-jährigen Frauen mit 0,7 Prozent den niedrigsten Anteil an monophasischen Zyklen auf, während sich der Prozentsatz bei den 40- bis 45-Jährigen schon auf 5,6 Prozent erhöht und besonders in den letzten zwei bis drei Jahren vor der Menopause noch weiter zunimmt.

Zervixschleimbeobachtung

Typisch in dieser Zeit sind auch die langsam sich verändernden Zervixschleimmuster. Während die Phasen mit guter Zervixschleimqualität abnehmen und sich verkürzen, treten längere Phasen der Trockenheit auf. Diese können aber immer wieder durch neu auftretenden Zervixschleim unterbrochen werden.

Selbst wenn in einer trockenen Phase auch nur an einem Tag ein eher zäher und dicklicher Zervixschleim oder ein feuchtes Gefühl vorhanden ist, ist dies in jedem Fall als der mögliche Beginn einer fruchtbaren Zeit zu werten. Gelegentlich beobachtet man jetzt auch, dass der Höhepunkt und der Temperaturanstieg nicht mehr so eng beieinander liegen (Abb. 59a, b).

In Fällen mit verringerter Zervixschleimmenge kann die Entnahme des Zervixschleims direkt vom Gebärmutterhals sehr hilfreich sein. Auch die dabei zu beobachtenden Gebärmutterhalsveränderungen stellen für manche Frauen einen zusätzlichen Sicherheitsfaktor dar.

NFP IN DEN WECHSELJAHREN

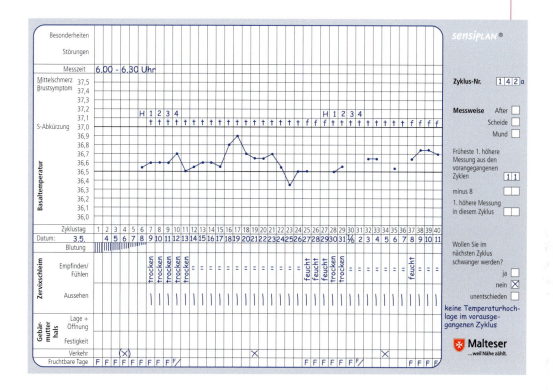

▲ Abb. 59a, Abb. 59b, S. 112. Katrin M., 48 Jahre, hat schon seit einiger Zeit lange, unregelmäßige Zyklen und erlebt, dass sie sie meistens nicht mehr symptothermal auswerten kann. Auch im letzten Zyklus hatte sich keine Hochlage ausgebildet. Daher muss sie nun im neuen Zyklus ab dem ersten Zyklustag Fruchtbarkeit annehmen. Da sie nun nach den Zervixschleimregeln auswertet, gilt der letzte Blutungstag als Zervixschleimhöhepunkt. Am 4. Tag nach dem Höhepunkt fühlt sie sich trocken und darf ab dem Abend unfruchtbare Zeit annehmen. Am 25. Zyklustag tritt wieder Feuchtigkeit auf, was sofort als Beginn von Fruchtbarkeit gewertet werden muss. Diese endet am Abend des 31. Zyklustags. Die Temperatur bleibt weiter in der Tieflage. Vom 37. bis 46. Zyklustag kommt es wieder zu einer Zervixschleimphase mit Höhepunkt am 43. Zyklustag und Ende der Fruchtbarkeit am 47. Tag.
Nach einer längeren Phase der Trockenheit beginnt am 61. Tag erneut eine Zervixschleimphase, die in einen Temperaturanstieg mündet. Nun wird nach den üblichen symptothermalen Regeln das Ende der fruchtbaren Zeit am 68. Zyklustag bestimmt. Bereits am nächsten Tag setzt die Blutung ein. Es handelt sich also um eine stark verkürzte Gelbkörperphase.

BESONDERE LEBENSPHASEN

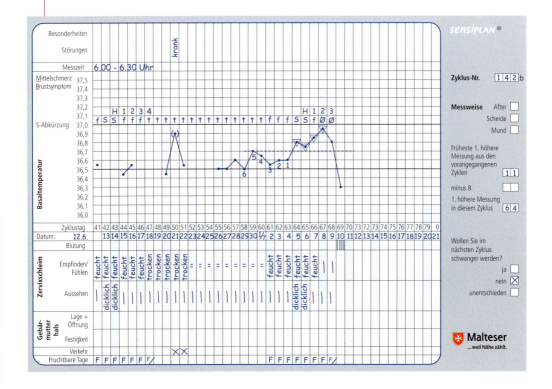

Veränderte Blutungen

In den letzten Jahren vor der Menopause verändern sich oft auch Stärke und Dauer der Blutungen. Unter den sogenannten klimakterischen Blutungen versteht man deshalb vor allem verstärkte, verlängerte oder auch unregelmäßiger werdende Menstruationsblutungen. Neben den veränderten klimakterischen Blutungen können vermehrt Zwischenblutungen auftreten, die vom Arzt abgeklärt werden sollten.

Methodenregeln in den Wechseljahren

Auch in den Wechseljahren werden die Zyklen nach den Sensiplan Regeln ausgewertet. Erst wenn es zu anhaltenden Verlängerungen der Zyklen mit fehlenden oder seltenen Temperaturanstiegen kommt, kann die Frau ihre fruchtbaren und unfruchtbaren Tage durch die alleinige Zervixschleimbeobachtung bestimmen (Abb. 59a, b).

Alleinige Zervixschleimauswertung

Bei der alleinigen Zervixschleimbeobachtung entsprechen die Regeln denen in der Stillzeit (siehe S. 103 f.).

▌ Regel

Solange trocken gefühlt oder nichts empfunden und kein Zervixschleim beobachtet wird, gilt Unfruchtbarkeit.

Geschlechtsverkehr sollten Sie möglichst erst abends haben, wenn Sie über den ganzen Tag trocken gefühlt oder nichts beobachtet haben. Wenn Sie Verkehr haben, achten Sie darauf, dass Sie die austretende Samenflüssigkeit nicht mit Zervixschleim verwechseln. Denken Sie aber umgekehrt daran, dass diese Flüssigkeit mögliche Zervixschleim verdecken könnte. Deshalb ist es notwendig, dass Sie mehrmals täglich auf möglichen Zervixschleim achten. Verkehr darf am Abend dieses Tages nur dann stattfinden, wenn Sie sicher Trockenheit oder nichts beobachtet haben.

▌ Regel

Sobald Feuchtigkeit empfunden oder Zervixschleim gesehen wird, muss ab sofort Fruchtbarkeit angenommen werden. Die Unfruchtbarkeit beginnt am Abend des 4. Tages nach dem Höhepunkt des Zervixschleimsymptoms, wenn an diesem Tag Trockenheit oder nichts empfunden und kein Zervixschleim beobachtet wurde.

BESONDERE LEBENSPHASEN

Auch hier gilt als Höhepunkt des Zervixschleimsymptoms der letzte Tag vor dem Umschwung. Im Gegensatz zu den üblichen symptothermalen Regeln müssen Sie hier nach dem Höhepunkt vier Tage abwarten. Darüber hinaus genügt es nicht, dass die Zervixschleimqualität an diesen vier Tagen geringer ist als am Höhepunkt, sondern es ist notwendig, dass Sie am 4. Tag keinen Zervixschleim beobachten und Sie nichts bzw. sich trocken fühlen. Nur unter dieser Voraussetzung gilt der Abend des 4. Tages als unfruchtbar (Abb. 57, S. 103). Wenn Sie am 4. Tag allerdings wieder Zervixschleim beobachten, müssen Sie einen neuen Höhepunkt bestimmen und weiter Fruchtbarkeit annehmen.

Auch in den Wechseljahren gilt, Blutungen ohne vorausgehende Temperaturhochlage werden methodisch als fruchtbar gewertet. Erst ab dem Abend des 4. Tages nach Ende der Blutung kann wieder Unfruchtbarkeit angenommen werden, wenn an diesem Tag trocken gefühlt oder nichts empfunden und kein Zervixschleim beobachtet wird.

Auswertung des Gebärmutterhalses

Für Frauen, die in den Wechseljahren den Gebärmutterhals untersuchen, beginnt die fruchtbare Zeit, sobald der Gebärmutterhals sich verändert. Sie endet am Abend des 4. Tages mit geschlossenem und hartem Gebärmutterhals. Diese Regel sollte nur so lange in doppelter Kontrolle mit dem Zervixschleimsymptom angewendet werden, bis sich eine Temperaturhochlage ausbildet und Sie die normalen Regeln der symptothermalen Methode anwenden können.

Eintragung ins Zyklusblatt

Alle beobachteten Körperzeichen und Störungen, gerade auch die charakteristischen klimakterischen Symptome wie Hitzewallungen, Schweißausbrüche, Schlafstörungen usw. sollten Sie in Ihr Zyklusblatt eintragen. Sie erhalten dadurch einen für Sie interessanten Überblick, wie sich diese in Ihr jetziges Zyklusgeschehen einfügen.

Weiterführende Informationen für Sie

Wie kann man Sensiplan erlernen?

Wenn Sie Sensiplan sicher und selbstständig anwenden wollen, müssen Sie die Selbstbeobachtung, die Zyklusführung und die Bestimmung der fruchtbaren Zeit zunächst erlernen. Diese Lernphase dauert in der Regel ein bis drei Zyklen.

Sie können durchaus im Selbststudium durch Lesen und Durcharbeiten von **Natürlich und Sicher/Das Praxisbuch und Arbeitsheft** die Körpersprache erlernen und sich selbst die Sensiplan Regeln erarbeiten. Die Erfahrung zeigt jedoch, dass, sobald mit der Selbstbeobachtung und Zyklusführung begonnen wird, immer wieder Fragen auftreten, die besser innerhalb einer persönlichen Beratung und Begleitung beantwortet werden können, wie sie z. B. eine NFP-Beratung oder ein Einführungskurs bieten.

NFP-Einführungskurse werden an Volkshochschulen, in anderen Bildungseinrichtungen, in Arztpraxen, in Beratungsstellen oder auch privat angeboten und von ausgebildeten NFP Beraterinnen und Beratern der Arbeitsgruppe NFP durchgeführt.

Hier erhalten Sie Adressen von NFP Beratern und Beraterinnen, die in Ihrer Nähe wohnen und in Sensiplan einführen, allgemeine Informationen und Termine von NFP-Einführungskursen.

Malteser Arbeitsgruppe NFP
Kalker Hauptstraße 22–24
51103 Köln
Telefon: 02 21/98 22–5 91;
Fax: 02 21/98 22–5 89;
E-Mail: nfp@malteser.de

Sie finden alle Informationen auch auf der NFP-Website: www.sensiplan.de oder www.sensiplan-im-netz.de

Sie können sich auch an uns wenden:
- Wenn noch Fragen offen sind, …
- wenn Sie gerne einmal ein Gespräch mit einem Paar führen möchten, das selbst Sensiplan anwendet, …
- wenn Sie alleine oder zusammen mit Ihrem Partner Sensiplan lernen möchten, …
- wenn Sie irgendeine Form der Natürlichen Familienplanung bereits anwenden und damit Probleme oder persönliche Fragen haben, …

… dann schreiben Sie uns oder schicken uns eine E-Mail.

SERVICE

Mehr über Beratungsmöglichkeiten in unseren Nachbarländern erfahren Sie bei den folgenden Stellen:

Belgien

Féderation francophone pour
le Planning familial naturel
Couple, Amour, Fécondité (CAF) asbl
Avenue de Broqueville 6 bte 6
1150 Bruxelles
E-Mail: caf.pfn@skynet.be

Belgien

NFP-Vlaanderen
Boechoutselei 1
2640 Mortsel
E-Mail: info@nfp.be

Niederlande

NFP-Nederland
Sportlaan 10
8064 BS Zwartsluis
E-Mail: info@nfp-nederland.nl

Slovenien

Medskofijski odbor za druzino (MOD)
Druzinska svetovalnica Betanija
Ciril Metodov trg 7
1000 Ljubljana
E-Mail: info@sensiplan.si

Ungarn

NFP Hungary
Ratkóc u. 9
1118 Budapest
E-mail: fekete@sunserv.kfki.hu

Anlaufstellen für alle weiteren europäischen Länder finden Sie ebenfalls auf der Website der Arbeitsgruppe NFP www.nfp-online.de oder auf www.Sensiplan.de

Übungszyklen finden Sie im Arbeitsheft: „Natürlich und Sicher". Dieses Arbeitsheft dient auch als kursbegleitendes Material für den Einführungskurs.

Zyklusblätter in Deutsch und auch in allen anderen gebräuchlichen europäischen Sprachen finden Sie als Download auf der Seite www.nfp-online.de oder www.Sensiplan.de

WEITERFÜHRENDE INFORMATIONEN FÜR SIE

Glossar

Basaltemperatur
die morgendlich nach dem Aufwachen, vor dem Aufstehen und jeder Aktivität gemessene Körpertemperatur der Frau

Befruchtung
auch Konzeption: Ei und Spermie verschmelzen miteinander, ein neuer Mensch entsteht

Blutung
auch Menstruation, Periode, Regel: im Laufe des (weiblichen) Zyklus wird regelmäßig in der Gebärmutter eine Schleimhautschicht aufgebaut, in der sich das befruchtete Ei einnisten kann; kommt es nicht zu einer Schwangerschaft, wird diese Schicht mit der Blutung abgestoßen

Eibläschen
auch Follikel: beim Eisprung platzt das Eibläschen und gibt die Eizelle frei

Eierstock
auch Ovar: paarig angelegt, liegt geschützt im Becken der Frau; gibt von der Menarche bis zur Menopause regelmäßig im Laufe eines Zyklus eine Eizelle frei und produziert die weiblichen Geschlechtshormone Östrogen und Progesteron

Eileiter
auch Tube: verbindet jeweils den Eierstock mit der Gebärmutter; hat an seinem Ende trichterförmige Ausstülpungen, die sich über den Eierstock legen und beim Eisprung die Eizelle auffangen

Eisprung
auch Ovulation: Freigabe der Eizelle aus dem Eierstock

Eizellen
sind bereits bei der Geburt eines Mädchens in den Eierstöcken vorhanden (insg. 400 000); nach dem Eisprung ist die Eizelle höchstens 12 bis 18 Stunden lebens- und befruchtungsfähig

Empfängnis
auch Konzeption: Befruchtung der Eizelle

Empfängnisregelung
auch Familienplanung: das Anstreben oder Vermeiden einer Schwangerschaft

Fruchtbarkeit
auch Fertilität: man unterscheidet männliche, weibliche und gemeinsame Fruchtbarkeit; die männliche definiert sich über die Befruchtungsfähigkeit der Spermien, die der Frau über die der Eizelle; während die Frau von der Menarche bis zur Menopause fruchtbar ist, ist es der Mann von der

117

SERVICE

Pubertät an ein Leben lang; die gemeinsame Fruchtbarkeit umfasst den Zeitraum der Überlebensfähigkeit der Spermien im Zervixschleim zuzüglich der Befruchtungsfähigkeit der Eizelle

Gebärmutter	auch Uterus: liegt im Becken der Frau; die befruchtete Eizelle nistet sich in der Gebärmutter(-schleimhaut) ein, die damit zur „Wohnung" für das heranwachsende Kind wird
Gebärmutterhals	auch Zervix: unterer Anteil der Gebärmutter; der Teil der Gebärmutter, der in der Scheide zu tasten ist
Gelbkörper	auch Corpus luteum: bildet sich nach dem Eisprung im Eierstock, produziert das Gelbkörperhormon (Progesteron)
Gestagene	Hormone; Gegenspieler der Östrogene; zu ihnen gehört u.a. das im Eierstock gebildete Progesteron
Hirnanhangdrüse	auch Hypophyse: steuert alle Vorgänge sowohl im Eierstock wie in den Hoden über die Steuerhormone FSH und LH
Hoden	auch Testis: paarig angelegte Keimdrüsen des Mannes, die außerhalb des Körpers im Hodensack (Skrotum) liegen; sie produzieren Spermien und die männlichen Geschlechtshormone, die Testosterone
Hormone	chemische Botenstoffe, die in verschiedenen Drüsen im Körper des Menschen produziert werden, im Blut kreisen und den Stoffwechsel, die Fortpflanzung, Reifung und das Wachstum kontrollieren
Krypten	Vertiefungen im Gebärmutterhalskanal, die von Schleimhaut ausgekleidet sind und den Zervixschleim produzieren.
LH-Hormon	Steuerhormon der Hirnanhangdrüse, das den Eisprung auslöst
Menarche	erste Blutung im Leben einer Frau; setzt in Westeuropa im Allgemeinen zwischen dem 10. und 12. Lebensjahr ein
Menopause	die letzte Monatsblutung im Leben einer Frau
Menstruation	auch Monatsblutung, vgl. Blutung
Monatsblutung	vgl. Blutung
Östrogene	weibliche Geschlechtshormone, die im Eierstock gebildet

118

WEITERFÜHRENDE INFORMATIONEN FÜR SIE

	werden; sie sorgen vor dem Eisprung für die Verflüssigung des Zervixschleims
Periode	vgl. Blutung
Progesteron	Gelbkörperhormon, das nach dem Eisprung im Gelbkörper gebildet wird; ist wichtig für den Erhalt der Schwangerschaft und verantwortlich für den Anstieg der Basaltemperatur
Samenflüssigkeit	auch Sperma: enthält 200 bis 700 Mio. Spermien; wird angereichert durch Sekrete aus der Samenblase, der Prostata (Vorsteherdrüse) und anderen Drüsen
Samenzellen	vgl. Spermien
Scheide	auch Vagina: muskulärer Schlauch; verbindet Gebärmutter mit der äußeren Scham
Spermien	auch Samenzellen: werden im Keimgewebe der Hoden gebildet; sind ohne Zervixschleim nur kurze Zeit überlebensfähig, können im Zervixschleim im Körper der Frau drei bis fünf Tage befruchtungsfähig überleben
Störung	ist ein erhöhter Temperaturwert, der die übliche Schwankungsbreite des Tieflagenniveaus überschreitet und der durch ein Ereignis erklärt werden kann, das als möglicher Störfaktor gilt.
Zervix	vgl. Gebärmutterhals
Zervixschleim	wird in den Drüsen (Krypten) des Gebärmutterhalses gebildet; enthält Eiweiße, Mineralien und Zucker und ist für die Spermien Nahrungs- und Transportmedium
Zwischenhirn	auch Hypothalamus: Zentrum im Gehirn, das bei Mann und Frau alle mit der Fortpflanzung zusammenhängenden Vorgänge steuert
Zyklus	beginnt mit dem ersten Tag der Blutung und endet am letzten Tag vor der nächsten Blutung

sensiPLAN ®

Zyklus-Nr:

Messweise
After
Scheide
Mund

Früheste 1. höhere Messung aus den vorangegangenen Zyklen

minus 8

1. höhere Messung in diesem Zyklus

Wollen Sie im nächsten Zyklus schwanger werden?

ja
nein
unentschieden

Malteser
...weil Nähe zählt.

Besonderheiten																																								
Störungen																																								

Messzeit

Mittelschmerz
Brustsymptom

S-Abkürzung

37,5
37,4
37,3
37,2
37,1
37,0
36,9
36,8
36,7
36,6
36,5
36,4
36,3
36,2
36,1
36,0

Basaltemperatur

Zyklustag	1	2	3	4	5	6	7	8	9	10	11	12	13	14	15	16	17	18	19	20	21	22	23	24	25	26	27	28	29	30	31	32	33	34	35	36	37	38	39	40
Datum:																																								
Blutung																																								

Zervixschleim
Empfinden/ Fühlen

Aussehen

Gebärmutterhals
Lage + Öffnung
Festigkeit

Verkehr

Fruchtbare Tage

Arbeitsgruppe NFP ©

37,00 37,00
36,99
36,98
36,97
36,96
36,95 36,95
36,94
36,93
36,92
36,91
36,90 36,90
36,89
36,88
36,87
36,86
36,85 36,85
36,84
36,83
36,82
36,81
36,80 36,80
36,79
36,78
36,77
36,76
36,75 36,75
36,74
36,73
36,72
36,71
36,70 36,70
36,69
36,68
36,67
36,66
36,65 36,65
36,64
36,63
36,62
36,61
36,60 36,60
36,59
36,58
36,57
36,56
36,55 36,55
36,54
36,53
36,52
36,51
36,50 36,50
36,49
36,48
36,47
36,46
36,45 36,45
36,44
36,43
36,42
36,41
36,40 36,40
36,39
36,38
36,37
36,36
36,35 36,35
36,34
36,33
36,32
36,31
36,30 36,30
36,29
36,28
36,27
36,26
36,25 36,25
36,24
36,23
36,22
36,21
36,20 36,20
36,19
36,18
36,17
36,16
36,15 36,15
36,14
36,13
36,12
36,11
36,10 36,10
36,09
36,08
36,07
36,06
36,05 36,05
36,04
36,03
36,02
36,01
36,00 36,00

Literaturtipps

Übungsheft zum Praxisbuch:
Arbeitsgruppe NFP: **Natürlich und sicher: Natürliche Familienplanung;** Arbeitsheft. Stuttgart, TRIAS, 2008, 8. Aufl.

Broschüren zur Erstinformation:
Eins plus eins gleich drei – Broschüre zum Kinderwunsch.
Zu beziehen über: Malteser Arbeitsgruppe NFP

Raith, E., Frank-Hermann, P., Freundl, G., Strowitzki, Th.: **Natürliche Familienplanung heute;** Springer, 2008, 4. Auflage

Arbeitsgruppe NFP: **Natürlich und sicher: Ihr Taschenguide;** Stuttgart, TRIAS, 1. Auflage erscheint im Februar 2014

Medizinische Publikationen rund um NFP/Sensiplan finden Sie unter www.nfp-online.de unter Menü „Über uns"/„Wissenschaft".

Stichwortverzeichnis

A

Absetzen hormoneller Verhütungsmittel 32, 33, 94, **96**
Absetzen der Pille 31, **96**
28-Tage-Zyklus 28
Adressen von NFP Beratern **12, 115**
Alkohol, Temperaturverlauf 54, 55
Amenorrhö 33, 95
Aufwachtemperatur 48, 52
Ausfluss 39
Auswertbare Temperaturhochlage 74
Auswertungsfehler 86

B

Basaltemperatur 23, 35, 48, 52
(siehe auch Temperatur)
– Lebensgewohnheiten 52
– Messung 48, 49
– Störfaktoren 52
Befruchtung 18, 24, **27**, 90
Beratung **12, 115, 116**
Beratungsmöglichkeiten, Nachbarländer 116
Blutung/en **22**, 38
– Stillzeit 102, 106, 107
– Wechseljahre 112
– Zyklusblatt 36, 37
Brustsymptom 36, **61**

D

Datum/ Datumszeile 38
Digitalthermometer 50, 51
– Batterie 50
– Messgenauigkeit 50
– Signalton 50
Doppelte Kontrolle **66**, 72, **74**

E

Eibläschen 20, 22
Eibläschenreifung 15, 30

Ei(bläschen)reifungsphase 30, 31, 32, 94, 110
Eierstock/ Eierstöcke 18, 19, **20**, 21
Eierstockfunktion, Nachlassen 108
Eileiter 19, **20**, 25
Einnistung 22, **27**
Einsetzende Fruchtbarkeit **74**
Eisprung 18, 20, **22**, 30, 36, 42, 57, 62, 75
Eisprungblutung 33
Eizelle 18, **20**, 21, 25, 27
– befruchtungsfähig 18
Empfängniswahrscheinlichkeit 86, 90
Erkrankung 31, 52, 55
erste höhere Messung **67**
Essstörungen 33

F

Familienplanung, Natürliche 6, 9, **10**
– Stillzeit 98, 107
Familienplanungsmethode **10**
Fertility Awareness 10
Follikel(reifungs)phase 30, 33
Fruchtbare Phase 66
Fruchtbare Tage 26, 75
Fruchtbares Fenster 89
Fruchtbarkeit 10, 11, **18**, 36
– gemeinsame **18**
– nach Absetzen der Pille 94
– nach der Geburt 98
– Stillzeit 98
– Wechseljahre 109
Fruchtbarkeitsmuster 36
Fruchtbarkeitszeichen 10, 87
früheste 1. höhere Messung **75**
FSH/ Follikelstimulierendes Hormon **22**
5-Tage-Regel **78**

◄ Kopiervorlage

G

Gebärmutter **19**
Gebärmutterhals 19, 25, 36, **57**, 58, **90**
– Auswertung 42, **82**, 114
– Beschaffenheit 59
– Festigkeit 59
– Kinderwunsch 90
– Selbstuntersuchung/ Position 57, **58**
– Öffnung 59, 60
– Lage 60
– Veränderungen 57
– Zyklusblatt **60**
Gebärmutterhalskanal **19**
Gebärmutterhöhle 19, 25
Gebärmutterkörper 19
Gebärmutterschleimhaut **19**
Gebrauchssicherheit 84
Geburtstermin 89, **91**
Gelbkörper **22**, 32, 90
Gelbkörperphase 32, 94
Gemeinsame Fruchtbarkeit 12, 18
Geschlechtsorgane 19, 20
– männliche 21
– weibliche **19**
Geschichte der NFP **14**
– Kalendermethode 14
– Ovulationsmethode 15
– Symptothermale Methode 15
– Temperaturmethode 14
Gesundheit 11
Gestagene 94
Gleichberechtigung 9
Grundmuster der Unfruchtbarkeit 104

H

Hauterscheinungen 31
Hautunreinheiten 36
Hirnanhangdrüse 22
Hitzewallungen 108
Hochfruchtbare Phase 10
Hochleistungssportlerin 33
Hoden 18, **21**
Höhepunkt **45**, 47
Hormon/e **22**
– Follikelstimulierendes (FSH) 22, 30
– Luteinisierendes (LH) 22
Hormonstörungen 31

K

Kinderwunsch 13, 31, **87**
– Empfängnis 87
– fruchtbare Tage 87
– fruchtbares Fenster 89
– Fruchtbarkeitszeichen 87
– Geburtstermin **91**
– Unregelmäßige Zyklen 88

– Verkehr 87
– Zyklusaufzeichnungen 87
Kinderwunschberatung 115
Klimakterische Beschwerden 108, 112
Klimazone 31
Körper 17
Körperbeobachtung 13
Körpersignale 11, 13, 17, **36**
Körpersprache 115
Körpertemperatur 11, 24, 36
Körperzeichen 11, 17
Kontrolle, doppelte **66**, 72, 74
Krypten **19**, 26

L

LAM (Lactational Amenorrhoea Method) 106, **107**
Lebensgewohnheiten **54**, 55
– Abweichungen 54
– Störung 54
Lernphase 13, 50, 115
Libido **31**, 63, 107, 109
LH/Luteinisierendes Hormon **22**

M

Menarche 29
Menopause 32, 108, 109
Menstruation 19, 38, 57,
– Menstruationsblutung 24, 58
Menstruationskalender 82
Menstruationsrhythmus 31
Messung, erste höhere 67
Messweise 52, 53
Messzeit 52, 53
– Abweichungen 53
– Zeitumstellung 53
– Zeitverschiebung 53
Methodensicherheit 85
Minus-20-Regel **82**
Minus-8-Regel 74, **75**, 98
Mittelschmerz 36, **61**, **90**
Morgentemperatur 48
Monatsblutung 38
Monophasischer Zyklus 32, 94
Motivation 86
Muttermund **19**, 57

N

Nachtruhe 48
Natürliche Familienplanung 6, 9, **10**
Natur 9
Nebenhoden 21
Nebenwirkungen/ Nebenwirkungsfreiheit 11, 12
NFP Einsteiger 78
NFP Berater **12**, 15, 86, 115
NFP Einführungskurse 12, 115
NFP Website 12, 115

STICHWORTVERZEICHNIS

O

Östrogen/e 20, **23**, 94
– Wirkung 10
– Zervixschleim 42
Östrogenphase 30
Östrogenspiegel 22

P

Partnerschaft 6, 9, 12
PCO-Syndrom 31
Pearl-Index 84
– Sensiplan 85
Periodenblutung 22, 38
Phase 66
– unfruchtbare am Zyklusanfang 74
– unfruchtbare nach dem Eisprung 66, 72
Pille 94
– Methodenregel nach Absetzen 96
– Zyklusverlauf nach Absetzen 95
Postmenopause 108
Post-Pill-Amenorrhö 95, 110
Praktikabilität 6
Prämenopause 108
Progesteron 20, **22**, 32, 48, 90
Prolaktin 99
Prolaktinspiegel *99*
Pubertät 28, 29, 31, 32, 33

R

Regelblutung 19, 36
– Mondphase 28
– stillbedingtes Ausbleiben/LAM 106
Regelwerk **66, 96, 102, 113**
Reisen, Zeitverschiebung 53, 55

S

Samenblase 21
Samenzelle *siehe* Spermien
Samenerguss **21**, 25, 26
Samenleiter 21
Scheide **19**
Scheideneingang 24
Schlafrhythmus 54
Schmierblutung 38
Schwangerschaft 13, 27, 32, 33
– Feststellen **90**
– größte Empfängniswahrscheinlichkeit 90
Schweißausbruch 108
Selbstbeobachtung 31, 115
Selbstuntersuchung Gebärmutterhals 57
Sensiplan 6, 10, 13, **15**, 29, 65, 84
– Methode **66**, 67
– Sicherheit **84**, 85
Sex, Schwangerschaft **90**
Sexualität 9, 86
Sicherheit 5, 6, 12, **84**
– beeinflussende Faktoren **86**

Spannungsgefühl

Spannungsgefühl, Brust 61
Spermium/Spermien 18, 19, 27, 74, 90
– befruchtungsfähig **18**, 75
– Erbinformation 21
– Weg im weiblichen Körper 25
Stillen 31, 33
– Nichtstillen und Teilstillen 98
– Vollstillen **99**, 107
Stillzeit 100
– Blutung 101
– Fruchtbarkeit **99**
– Fruchtbare und unfruchtbare Zeit **102**
– Gebärmutterhals 105
– Körperzeichen **100**
– Schwangerschaftswahrscheinlichkeit 102
– Stillverhalten 107
– Temperatur 100, **105**
– Zervixschleim 100, 101, **102, 103**
Stillzyklusblatt **101**
Stimmungsschwankungen 36, 62
Störungen/Besonderheiten **52**
(vgl. Temperaturmessung)
Stress/faktoren 31, 32
Stresssituationen 55
Studienzentrum 6
Symptothermale Methode **15**, 57, 66

T

Tage, fruchtbare 12
Tage, unfruchtbare 25
Temperatur 32, **48**
– ablesen und eintragen **49**, 50
– Störungen und Besonderheiten 52
– Stillzeit 100
Temperaturanstieg 32, 48, 52, 66
Temperaturauswertung 50, **66**
– Ausnahmeregeln **69**
Temperaturhochlage 24, 32, 48, 66, 86, 101
Temperaturmessung 48, 52
– Auskühlung 56
– Erkrankung 55
– Lebensgewohnheiten 54
– Messweise 53
– Messzeit 50, 53, 56
– oral, rektal, vaginal 49
– Schlafrhythmus 54
– Sonderfall 56
– Uhrzeit 54
Temperaturniveau 48, 50
Temperaturpunkte 50
Temperaturtieflage 24
– Schwankungsbreite 52
– Störanfälligkeit 52
Temperaturverlauf 48, 53, 55
Thermometer 49
– analoges 49

123

SERVICE

– mechanisches 49
– Digitalthermometer 49

U
Umgebungswechsel 55
Unfruchtbare Tage 25
Unfruchtbare Phase **66**
– am Zyklusanfang 74
– nach dem Eisprung 66, **72**
Unfruchtbarkeit 36
Unterstützung 6
Urlaub 31, 55

V
Verkehr 74, 84, 87
Vorverlagerung 1. höhere Messung **75**, 110

W
Wassereinlagerung 62
Wechseljahre 31, 33, **108**
– Auswertung 113, 114
– Blutung 112
– Fruchtbarkeit 109
– Körperzeichen 110
– Methodenregeln 113
– subjektive Anzeichen 108
– Zervixschleimbeobachtung 110
Wochenfluss 101

Z
Zeichen der Fruchtbarkeit 22
Zeichen F/ 73
Zeitumstellung 53
Zeitverschiebung 53
Zellteilung 27
Zervix **19**
Zervixschleim 10, 18, 19, 22, 36, 39, 90
– Aussehen 40, 41
– Beobachtung 39
– Eintragung ins Zyklusblatt 44
– Empfinden 39
– fruchtbare Tage **12**
– Fühlen 39
– Kinderwunsch 90
– Qualität 42
– Sehen 39
– Stillzeit 100
– Veränderungen im Zyklus 20
– Wechseljahre 110
Zervixschleimauswertung 39, 42, **70**
– alleinige 103, 104, 113
– Abkürzungen 42, 43
– Auswertung 45, 70
– Sonderfall 47
– Kategorien 42, **43**
– Umschwung 42, 45
Zervixschleimbeobachtung 39, 42, 110

Zervixschleimbeschreibung 44
– Abkürzungen 42, 43
Zervixschleimentwicklung 42, 45
Zervixschleimhöhepunkt 45
– Auswertung **70**
– Sonderfall 71
Zervixschleimmuster 42
– individuelles 42
– nach Absetzen der Pille 94
– Stillzeit 102, 103, 104
– Wechseljahre 113
Zervixschleimpfropf 26
Zervixschleimqualität 42, 44
– Umschwung 45
Zervixschleimsymptom 45
– Höhepunkt 45
Zwischenblutung 62, 90
Zyklus 21, **22**
– Beginn 36
– monophasischer 31, 32, 110
– nach Absetzen der Pille 31, 32, 33
– nach Absetzen hormoneller Verhütungsmittel 31, 32, 33
– regelmäßiger 28
– Temperaturverlauf 48
– unregelmäßiger 28, 31, 110
– weiblicher **10**
Zyklusanfang, unfruchtbare Phase 74
Zyklusblatt **36**, 38, 44
– Blutung **38**
– Datumszeile 38
– Eintragung 44
– früheste erste höhere Messung 74
– Internet 12, 36
– Kopiervorlage 36, 120
– Stillzeit 101
– Störungen und Besonderheiten 53
– Temperaturwerte 50
– Zervixschleim 44
Zyklusformen **28**
– Pubertät 28
– Stillzeit 28
– Wechseljahre 28
Zykluskalender 31
Zyklusmonitoring 6
Zykluslänge 29
– Eibläschenreifung 30
– schwankende 29
Zyklusmuster 28
Zyklusphase 30, 32
Zyklusschwankungen 29, 30
Zyklusstörungen 31, 88
Zyklustag 36
Zyklusverständnis 10

124

IMPRESSUM

Bibliografische Information der Deutschen Nationalbibliothek
Die Deutsche Nationalbibliothek verzeichnet diese Publikation in der Deutschen Nationalbibliografie; detaillierte bibliografische Daten sind im Internet über http://dnb.d-nb.de abrufbar.

Programmplanung: Sibylle Duelli
Bildredaktion: Christoph Frick

Umschlaggestaltung und Layout:
CYCLUS · Visuelle Kommunikation, Stuttgart

Umschlagfoto: Jens van Zoest, Wuppertal
Fotos im Innenteil:
Arbeitsgruppe NFP: Klappe vorn, S. 40, 41;
Jens van Zoest, Wuppertal: S. 3, 4, 5, 16, 34, 64, 92

Zeichnungen: Christine Lackner, Ittlingen: S. 19, 20, 21, 23, 25, 26, 27, 57, 58, 59, 86

19. korrigierte Auflage 2015

© 2000, 2015 TRIAS Verlag in
MVS Medizinverlage Stuttgart GmbH & Co. KG
Oswald-Hesse-Straße 50, 70469 Stuttgart

© 1.-16. Auflage, Verlagsgruppe Lübbe GmbH & Co. KG

Printed in Germany

Satz: Cyclus · Media Produktion, 70186 Stuttgart
gesetzt in: InDesign CS4

Druck: AZ Druck-und Datentechnik GmbH, Kempten

Gedruckt auf chlorfrei gebleichtem Papier

Wichtiger Hinweis: Wie jede Wissenschaft ist die Medizin ständigen Entwicklungen unterworfen. Forschung und klinische Erfahrung erweitern unsere Erkenntnisse. Ganz besonders gilt das für die Behandlung und die medikamentöse Therapie. Bei allen in diesem Werk erwähnten Dosierungen oder Applikationen, bei Rezepten und Übungsanleitungen, bei Empfehlungen und Tipps dürfen Sie darauf vertrauen: Autoren, Herausgeber und Verlag haben große Sorgfalt darauf verwandt, dass diese Angaben dem Wissensstand bei Fertigstellung des Werkes entsprechen. Rezepte werden gekocht und ausprobiert. Übungen und Übungsreihen haben sich in der Praxis erfolgreich bewährt. Eine Garantie kann jedoch nicht übernommen werden. Eine Haftung des Autors, des Verlags oder seiner Beauftragten für Personen-, Sach- oder Vermögensschäden ist ausgeschlossen.

Geschützte Warennamen (Warenzeichen) werden nicht besonders kenntlich gemacht. Aus dem Fehlen eines solchen Hinweises kann also nicht geschlossen werden, dass es sich um einen freien Warennamen handelt.

Das Werk, einschließlich aller seiner Teile, ist urheberrechtlich geschützt. Jede Verwertung außerhalb der engen Grenzen des Urheberrechtsgesetzes ist ohne Zustimmung des Verlags unzulässig und strafbar. Das gilt insbesondere für Vervielfältigungen, Übersetzungen, Mikroverfilmungen und die Einspeicherung und Verarbeitung in elektronischen Systemen.

ISBN 978-3-8304-2364-5   1 2 3 4 5 6

Auch erhältlich als E-Book:
eISBN (PDF)   978-3-8304-2365-2
eISBN (ePub) 978-3-8304-2366-9

SERVICE

Liebe Leserin, lieber Leser,

hat Ihnen dieses Buch weitergeholfen? Für Anregungen, Kritik, aber auch für Lob sind wir offen. So können wir in Zukunft noch besser auf Ihre Wünsche eingehen. Schreiben Sie uns, denn Ihre Meinung zählt!

Ihr TRIAS Verlag
E-Mail Leserservice: kundenservice@medizinverlage.de
Lektorat TRIAS Verlag, Postfach 30 05 04, 70445 Stuttgart, Fax: 0711 89 31-748

Jetzt für Ihr iPhone
Die NFP-App

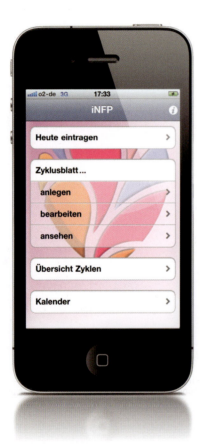

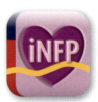

iNFP

- Natürliche Familienplanung (NFP) – dank App so modern wie nie!
- Zyklusblätter einfach anlegen und ausfüllen
- Schneller Überblick gibt Sicherheit – bei Kinderwunsch bzw. Verhütung, beim Arztgespräch etc.
- Meine Privat-Funktionen: Anzeige der fruchtbaren Tage, Vergleich von Zyklusphasen

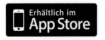

Weitere Apps von TRIAS:
www.trias-verlag.de/apps

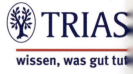

wissen, was gut tut

Weitere Ratgeber der Arbeitsgruppe „Natürliche Familienplanung" (NFP)

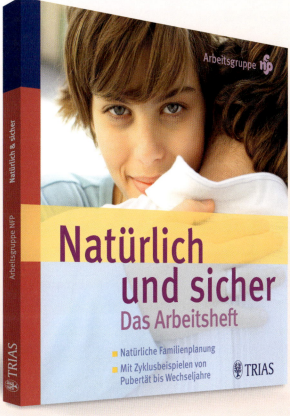

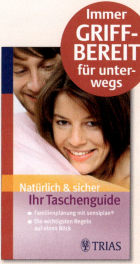

Immer GRIFFBEREIT für unterwegs

Die Körpersignale richtig deuten
Mit dem Arbeitsheft werden Sie systematisch mit den wichtigen Regeln vertraut gemacht. Sie lernen die entscheidenden Körpersignale richtig einzuschätzen und in den Zyklusblättern auszuwerten. Schon bald unterscheiden Sie fruchtbare und unfruchtbare Zyklusphasen mit Leichtigkeit.

Arbeitsgruppe NFP
**Natürlich und sicher:
Das Arbeitsheft**
€ 24,95 [D] / € 25,70 [A]
ISBN 978-3-8304-3416-0

Wie war das noch mal?
Das hilfreiche Add-On für Frauen, die die Methode bereits anwenden. Praktisch: Mit seinem kompakten Format passt es in jede Handtasche, d.h. "frau" hat die wichtigsten Regeln immer griffbereit.

Arbeitsgruppe NFP
**Natürlich & sicher:
Ihr Taschenguide**
€ 7,95 [D] / € 8,20 [A]
ISBN 978-3-8304-3559-4

In Ihrer Buchhandlung

www.trias-verlag.de

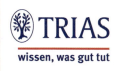

ZUSAMMENFASSUNG DER METHODENREGELN

Temperaturmessung

Eintragung und Auswertung

Die Temperaturmessung muss morgens nach dem Aufwachen vor dem Aufstehen erfolgen, und zwar während eines Zyklus stets in gleicher Weise: entweder im After (rektal) oder in der Scheide (vaginal) oder im Mund (oral). Die Messung sollte 3 Minuten dauern.
Die auf ein halbes Zehntel abgelesenen Temperaturwerte werden mit einem Punkt ins Zyklusblatt eingetragen und miteinander verbunden. Die Temperatur wird Tag für Tag nach den gültigen NFP-Regeln ausgewertet.

Regel: Temperaturanstieg

Ein Temperaturanstieg hat dann stattgefunden, wenn Sie drei aufeinanderfolgende Messwerte finden, die alle höher sind als die sechs vorangegangenen Messwerte, wobei die 3. höhere Messung mindestens $^2/_{10}\,°C$ (= 2 Kästchen im Zyklusblatt) über dem höchsten der vorangegangenen sechs niedrigen Temperaturwerte liegen muss.

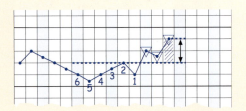

Ausnahmeregel 1 zur Temperatur

Ist der 3. Temperaturwert keine $^2/_{10}\,°C$ höher, muss ein 4. Temperaturwert abgewartet werden. Dieser muss ebenfalls höher als die 6 vorangegangenen niedrigen Werte sein, d.h. über der Hilfslinie liegen, aber nicht unbedingt $^2/_{10}\,°C$ höher sein.

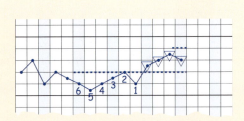

Ausnahmeregel 2 zur Temperatur

Zwischen den drei erforderlichen höheren Messungen kann eine unter oder auf die Hilfslinie fallen. Dieser Wert darf nicht berücksichtigt werden und wird deshalb nicht umrandet. Der dritte höhere Wert muss aber mindestens $^2/_{10}\,°C$ höher liegen.

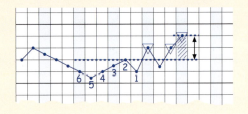

Hinweis: Ausnahmeregel 1 und 2 dürfen nicht miteinander kombiniert werden.